AF467774

RELATION
HISTORIQUE ET MÉDICALE
DU
CHOLÉRA-MORBUS
DE POLOGNE.

On trouve chez le même Libraire :

Amussat. Leçons sur les rétentions d'urine causées par les rétrécissemens du canal de l'urètre, et sur les maladies de la prostate, publiées sous ses yeux par M. A. PETIT, d. m. P. Paris, 1832 ; 1 vol. in 8° br. . . . . 4 fr.

Blandin. Traité d'anatomie topographique considérée spécialement dans ses rapports avec la chirurgie et la médecine opératoire. Paris, 1826 ; 1 vol. in-8° et atlas in-f° de 12 pl. sur papier de Chine. 20 fr.

Brierre-de-Boismont. Anthropotomie, ou Traité élémentaire d'anatomie, contenant, 1° les préparations anatomiques ; 2° l'anatomie descriptive ; 3° les principales régions du corps humain, avec des notes extraites du cours de Ph. Fréd. BLANDIN, agrégé à la Faculté de médecine de Paris ; nouvelle édition. Paris, 1832 ; 1 fort volume in-8° de 800 pages. . . . . 7 fr.

Brierre-de-Boismont. Considérations médico-légales sur l'interdiction des aliénés, présentées à l'Académie des Sciences. Paris, 1830 ; in-8° br. . . . . 1 fr. 50 c.

Chopart. Traité des maladies des voies urinaires. Nouvelle édition, augmentée de notes et d'un mémoire sur les pierres de la vessie et sur la lithotomie, par Félix PASCAL, d. m. P. Paris, 1830 ; 2 vol. in-8° br. . . . . 12 fr.

Foy. Cours de pharmacologie, ou Traité élémentaire d'histoire naturelle médicale, de pharmacie et de la thérapeutique de chaque maladie en particulier, suivi de l'art de formuler en latin et en français. Paris, 1831 ; 2 vol. in-8° br. . . . . 16 fr.

Jobert-de-Lamballe. Traité théorique et pratique des maladies chirurgicales du canal intestinal. (Ouvrage couronné en 1829 par l'Institut de France.) Paris, 1829 ; 2 vol. in-8° br. . . . . 12 fr.

Louyer-Villermay. Traité des maladies nerveuses ou vapeurs, et particulièrement de l'hystérie et de l'hypochondrie. Nouvelle édition. Paris, 1832 ; 2 vol. in-8° br. . . . . 11 fr.

Saucerotte (Constant). Instructions sur les moyens propres à se préserver du choléra-morbus. Paris, 1831 ; in-8° br. . . . . 1 fr. 50 c.

Saucerotte (Constant). Nouveaux conseils aux femmes sur l'âge prétendu critique, ou Conduite à tenir lors de la cessation des règles ; 2e édition, augmentée de nouvelles considérations sur la première apparition des règles, les dérangemens de la menstruation, et sur les flueurs blanches. Paris, 1829 ; in-8° br. . . . . 2 fr.

Saucerotte (Constant). Nouveau traité des hémorrhoïdes, ou Exposé des symptômes, du diagnostic, de la marche, du pronostic, des causes et du traitement de cette fâcheuse maladie, suivi d'un formulaire de prescriptions médicamenteuses employées chez les hémorrhoïdaires. Paris, 1830 ; in-8° br. . . . . 2 fr.

Sœmmering. Iconologie de l'organe de l'ouïe, trad. du latin par RIVALLIÉ, d. m. P. Nouvelle édition 1828 ; in-8° et atlas in-4° de 17 planches lithographiées. . . . . 7 fr.

Manec. Nerf grand sympathique, dessiné par Jacob, feuille *in plano*, fig. noire. . . . . 6 fr. 50 c.
— Le même, fig. col. . . . . 15 fr.

RELATION
HISTORIQUE ET MÉDICALE
DU
CHOLÉRA-MORBUS
DE POLOGNE,

COMPRENANT L'APPARITION DE LA MALADIE, SA MARCHE, SES PROGRÈS, SES SYMPTÔMES, SON MODE DE TRAITEMENT ET LES MOYENS PRÉSERVATIFS;

Par A. BRIERRE-DE-BOISMONT,

Docteur en médecine de la Faculté de Paris, l'un des deux premiers médecins envoyés en Pologne, Membre du Comité central de Varsovie, Chevalier de l'ordre du Mérite militaire de Pologne, Membre de la Commission sanitaire du quartier de la Banque de France, Membre de la Société de phrénologie, de la Société libre d'émulation de la ville de Rouen, etc., etc.

AVEC UNE CARTE.

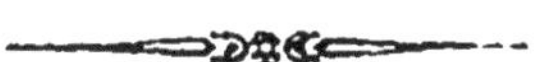

A PARIS,

CHEZ GERMER-BAILLIÈRE, LIBRAIRE, SUCCESSEUR DE Mme AUGER-MÉQUIGNON,

RUE DE L'ÉCOLE-DE-MÉDECINE, N° 13 (*bis*).

ET CHEZ L'AUTEUR, RUE DU BOULLOY, N° 2.

1832.

A Epernay, Imprimerie de WARIN-THIERRY ET FILS,
et à Paris, rue de l'Est, n° 9.

PRÉFACE.

Si j'avais voulu faire une monographie du choléra-morbus, je me serais servi des bons ouvrages écrits sur ce sujet par les Anglais. Annesley, Christie, Searle, Mason Good, les documens de la compagnie des Indes, et le rapport au conseil de santé d'Angleterre, m'eussent fourni les renseignemens les plus précieux. Le beau travail analytique de l'Académie royale de Médecine, dont M. Double s'est montré l'éloquent interprète, l'excellent rapport de

M. Moreau de Jonnès, le mémoire de M. Keraudren et la thèse de M. Deville, m'eussent surtout tracé la route que je devais suivre. Le titre de mon livre fait assez voir que ce n'était point là mon projet ; écrire les événemens qui se sont passés sous mes yeux, et dont j'ai eu le triste avantage d'être le premier témoin avec M. le Gallois, voilà le but que je me suis proposé. Mes amis savent combien je regrette l'absence forcée du généreux collègue que m'avait donné le comité Polonais (1). Son instruction et sa chaleur eussent jeté un bien vif inté-

(1) Je prie MM. les Membres du Comité polonais, et en particulier M. Le Mercier, de recevoir l'expression de ma vive reconnaissance pour les marques de bienveillance qu'ils n'ont cessé de me donner.

rêt sur ce livre; mais ignorant l'époque de son retour, je n'ai pu différer plus long-temps à publier le résultat de nos observations. J'offre donc aujourd'hui à mes compatriotes le résumé de nos travaux; l'accueil favorable qu'ils ont bien voulu faire à nos lettres, me fait espérer qu'ils montreront la même bienveillance pour cet ouvrage; ils se rappelleront, d'ailleurs, que les premiers nous avons été en son nom secourir de nobles infortunes, et que c'est à cette grande circonstance de notre vie que nous devons d'avoir vu se développer sous nos yeux le fléau qui depuis a pénétré en Prusse et en Autriche.

La relation historique et médicale ne devait point se borner à indiquer l'apparition du choléra-morbus en Pologne, les symptômes, les lésions cadavériques et les moyens curatifs; elle devait aussi traiter plusieurs points importans; on jugera, par l'exposé suivant, si nous avons rempli cette condition. Dans la question si controversée de la contagion et de l'infection, nous avons fait tous nos efforts pour éclairer la discussion; peut-être n'ont-ils pas été sans succès, en établissant que la maladie n'est pas d'abord contagieuse, qu'elle le devient sous l'empire de certaines influences connues, et que cette funeste propriété peut cesser par l'éloiguement de ces mêmes causes. La question des mesures sanitaires se rattachait évidemment à celle-ci. Sans admettre comme démontrée l'utilité des cordons généraux et des lazarets, nous avons pensé qu'une mesure que plusieurs hommes instruits regardent comme la sauvegarde de la santé publique, ne devait pas être abandonnée sans un plus mûr examen; mais en faisant cette concession, nous nous sommes élevé avec force contre les cordons partiels et l'enlèvement des malades. Le mode de propagation du choléra-morbus, sa marche et son acclimatement, ont été l'objet de chapitres spéciaux. La recherche des causes qui ont favorisé le développement de la maladie en Pologne, nous a servi de base pour fixer la prophylaxie. Le traitement a appelé toute notre attention; nous avons raconté avec impartialité ce qui avait été fait par nos confrères, en évitant de nous mettre en scène par des raisons faciles à apprécier. Mais si nous n'avons pas voulu préconiser l'excellence de notre méthode, le public remarquera que nous avons quelque confiance dans les moyens que nous avons indiqués. Les états de mouvemens et les circulaires du comité central, par lesquels nous terminons notre travail, sont les pièces justificatives qui attestent la vérité des faits que nous avons avancés. On sait maintenant le plan de ce livre; l'observation exacte et attentive des événemens, voilà son principal mérite. Nous eussions pu en disposer autrement les matériaux, en composer un gros volume, mais nous étions pressé de faire connaître ce que nous avions vu; cette précipitation sera notre excuse auprès de nos lecteurs, et les disposera sans doute à l'indulgence à notre égard.

RELATION

HISTORIQUE ET MÉDICALE

DU

CHOLÉRA-MORBUS

DE POLOGNE.

APPARITION DU CHOLÉRA-MORBUS

EN POLOGNE.

La marche du choléra-morbus dans l'Inde et dans l'Asie centrale, avait fait conjecturer depuis plusieurs années aux médecins observateurs, que ce fléau atteindrait l'Europe et ravagerait ses fertiles et populeuses contrées ; l'époque de son invasion avait même été hautement annoncée. Persuadés de la vérité de cette opinion, MM. le Gallois, Eusèbe de Salle, Ajasson de Grandsagne et moi, nous nous adressâmes dès l'année 1830 à l'Académie des sciences, pour obtenir l'autorisation d'aller étudier la maladie en Russie. Nos démarches continuaient encore, lorsque l'héroïque nation Polonaise fit un appel aux médecins français pour secourir les malades qui encombraient de toutes parts les hôpitaux. M. le Gallois et moi nous y répondîmes les premiers, et le 14 mars nous partîmes pour le pays qui devait offrir à l'univers tous les genres de gloire et d'illustration. A notre arrivée, nous trouvâmes l'état sanitaire de Varsovie assez satisfaisant. Douze à treize mille malades étaient, il est vrai, réunis dans les établissemens qu'on avait créés à la hâte, mais aucun indice n'avait encore révélé l'existence d'un mal qui devait plus tard décimer les braves que la mort avait respectés sur les champs de bataille.

Ce calme apparent ne nous inspirait aucune confiance; la savante carte tracée par M. Moreau de Jonnès était sans cesse sous nos yeux. Aussi demandions-nous à tous nos confrères des renseignemens sur la santé de l'armée. Les nouvelles étaient bonnes;

cependant l'orage était près de nous, et malgré les précautions extraordinaires des Russes, il n'allait point tarder à éclater.

Le 10 avril, les Polonais livrèrent bataille aux Russes dans les environs d'Iganie. La division du général Rybinski fut particulièrement engagée contre celle de Pahlen II. Bientôt le bruit se répandit que le choléra-morbus était dans les rangs polonais. Dans la nuit du 12 au 13, douze soldats avaient été pris tout-à-coup de douleurs de ventre, de vomissemens et de déjections abondantes; six d'entre eux étaient morts, un cordon fut établi à Praga, mais, sur les observations d'un médecin de la ville, il fut presqu'aussitôt supprimé. Comme à l'apparition de toutes les affections épidémiques, on chercha des motifs plausibles au développement de cette maladie qu'on n'osait point encore appeler du terrible nom de *choléra-morbus*. Le généralissime, disaient les médecins, a fait faire une marche forcée à son armée, et immédiatement après, il a livré le combat, qui s'est prolongé fort avant dans la nuit; les soldats échauffés par la longueur de l'action, ont beaucoup bu d'une eau bourbeuse; ils se sont ensuite couchés sur un terrain humide et marécageux; les nuits étaient à cette époque très-fraîches : ces causes réunies n'expliquent-elles pas bien la mort de ces six hommes, et n'est-il pas au contraire étonnant que plusieurs centaines de soldats ne soient pas tombés malades? Nous répondîmes que les symptômes et la rapidité de la maladie étaient loin de nous faire partager la même opinion. Telle était la disposition des esprits, lorsqu'on apprit le 13, que quinze prisonniers russes légèrement blessés avaient tout-à-coup été attaqués de la pourriture d'hôpital. Plusieurs amputés venaient également de succomber aux mêmes accidens; déjà l'aspect des prisonniers faits dans la mémorable affaire du 31 mars, m'avait fait annoncer à M. Magendie que je redoutais le typhus et le choléra. Qu'on se représente en effet des milliers d'hommes pâles, hâves, jaunes, amaigris, dont les traits exprimaient la souffrance, affaiblis par de longues marches, par des privations de toute espèce, bivouaquant depuis cinq mois par des froids très-rigoureux, dans les bois ou sur des terrains presque toujours marécageux, et l'on aura à peine une idée exacte de ce qu'étaient ces malheureuses victimes de la guerre. Les nouvelles venues du quartier-général étaient d'une nature très-alarmante : cinquante hommes avaient péri dans la nuit du 13, et le nombre des malades allait toujours en augmentant. Deux commissions envoyées au camp n'avaient pu s'accorder sur la nature du mal.

Le 14, le gouvernement polonais nous donna l'ordre, à M. le Gallois et à moi, de partir en poste pour le quartier-général, afin de lui faire un rapport sur la maladie. A peine fûmes-nous arrivés, que nous nous rendîmes avec les docteurs Kaczkowsky et Marcinkowsky, à l'hôpital de Mrenia, distant d'une lieue du quartier-général. Là, nous trouvâmes rangés dans les salles du rez-de-chaussée, trente-trois malades qu'on y avait amenés la veille, et présentant tous, à un degré plus ou moins marqué, les symptômes suivans : dilatation des pupilles, altération profonde de la face, qui, dans un grand nombre de cas, exprimait la plus vive anxiété ; crampes très-douloureuses de l'estomac et des membres ; vomissemens et déjections continuelles, consistant d'abord dans les alimens qui existaient dans les voies digestives, puis dans des matières séreuses, blanchâtres, troubles, quelquefois bilieuses, quelquefois sanguinolentes ; froid des extrémités, et lividité de ces parties ; rétractation du ventre lorsque les déjections avaient cessé, matité lorsqu'il était distendu par les matières, sensibilité et même douleur de cette région, pouls filiforme, souvent nul ; langue blanchâtre, quelquefois avec coloration jaunâtre, humide, sèche ; soif, raison intacte ; à un degré avancé, les malades semblaient plongés dans un état de stupeur. De ces trente-trois individus, les premiers attaqués comptaient trois jours de maladie, les autres deux, quelques-uns un jour, plusieurs cinq et six heures.

Après avoir reconnu l'existence de ces symptômes chez les divers malades soumis à notre observation, nous choisîmes deux cadavres de soldats qui étaient morts la veille.

Le premier que nous ouvrîmes était celui d'un jeune sous-officier de vingt ans, mort la veille à deux heures d'après-midi, après trois jours de maladie. Le corps avait peu changé; il était seulement très-rigide et bleuâtre. Nous procédâmes de suite à l'ouverture de l'abdomen; la tunique superficielle des intestins était généralement rosée. Deux ligatures ayant été placées aux extrémités du canal intestinal, on enleva tout le paquet pour l'examiner avec soin. Le péritoine ne contenait point de sérosité; le sang qui coulait des vaisseaux était noir et liquide; la rate était petite et molle; l'estomac offrait une coloration d'un rouge livide; il était rempli d'un mucus épais, jaunâtre, mais qui se détachait facilement; la muqueuse était ramollie; les membranes semblaient en général plus épaisses que dans l'état normal. En promenant le doigt sur la membrane muqueuse on éprouvait la sensation d'une matière visqueuse. La partie supérieure de l'intestin grêle contenait une très-grande quantité de mucus épais d'un jaune plus clair, mais s'enlevant avec facilité ; cette matière, à mesure qu'on avançait dans l'intestin, devenait plus blanche, plus consistante et plus adhérente. Elle redevenait jaunâtre et blanchâtre dans plusieurs points. La quantité de la matière sécrétée était très-considérable ; il y avait des injections partielles de l'intestin grêle, et une tuméfaction des cryptes dans une assez grande étendue ; on remarquait aussi quelques plaques sanguines. Dans plusieurs endroits on distinguait des points comme sablonneux. Le gros intestin était également injecté dans quelques parties, et présentait la tuméfaction des cryptes. On y retrouvait cette matière blanchâtre d'aspect crêmeux ; vers la fin de l'intestin elle ressemblait à de la purée. La vessie, beaucoup moins volumineuse que dans l'état ordinaire, contractée, légèrement rougeâtre, renfermait une matière blanchâtre offrant les mêmes caractères que celle des intestins. L'œsophage et les fosses nasales présentaient des traces de cette même matière. Les poumons étaient engoués. La vésicule biliaire médiocrement distendue, était pleine d'une bile noire de consistance ordinaire; le foie était dans l'état normal. Le sang était liquide dans les cavités du cœur. Les veines abdominales étaient remplies d'un sang liquide plus noir que dans l'état de nature; au bout d'un temps plus ou moins court il se prenait en caillots. Le cerveau était sablé de sang.

Le second individu dont nous fîmes l'ouverture était un militaire d'environ trente ans, fort et vigoureux, également mort la veille. Il n'y avait point d'émaciation appréciable. Le sang concrété remplissait toutes les cavités du cœur; quelques concrétions étaient d'apparence fibreuse. Les poumons étaient engoués, et avaient formé d'anciennes adhérences avec la plèvre; l'estomac était contracté, rougeâtre dans les plicatures, et présentait quelques ecchymoses, mais en nombre beaucoup moins considérable que dans le cas précédent ; la muqueuse était ramollie ; les intestins grêles dans leur première partie étaient recouverts de cette matière blanchâtre visqueuse dont nous avons déjà parlé ; mais à mesure qu'on ouvrait l'intestin, elle prenait une couleur lie de vin. Cette sécrétion était très-abondante, surtout dans le gros intestin ; la muqueuse en était imprégnée, mais en la grattant elle redevenait blanche. Cette sécrétion était véritablement énorme dans l'S iliaque du colon. Dans cet endroit l'intestin offrait plusieurs étranglemens. La vessie était contractée, elle contenait un peu d'urine ; en raclant la muqueuse on trouvait la matière blanchâtre déjà décrite ; elle existait aussi dans l'œsophage. Les bronches étaient remplies d'une sérosité écumeuse. La vésicule biliaire, légèrement distendue, renfermait une bile noire. Le foie paraissait sain. Le cerveau était mou, injecté ; les vaisseaux et les membranes offraient les traces d'une forte congestion. La moelle épinière, examinée sur d'autres cadavres, a été trouvée tantôt ramollie, tantôt injectée ;

les membranes sont souvent rouges, et le fluide séreux existe fréquemment en quantité notable.

L'étude des symptômes, celle des lésions, ne pouvaient laisser aucun doute sur la nature du mal; c'était bien, à quelques nuances près, le *choléra-morbus* de l'Inde, celui qu'on avait observé en Russie. Si d'ailleurs il nous était resté la plus légère incertitude, la scène dont nous fûmes témoins, en sortant de la salle de dissection, devait porter la conviction dans nos esprits. Quatre nouveaux malades venaient d'arriver; tous étaient bien portans la veille, tous s'étaient réveillés avec une faiblesse générale, avec des maux de tête, des nausées et des envies de vomir. Bientôt ils avaient été pris de vomissemens et d'évacuations alvines. Ils avaient commencé par rejeter les alimens, ils avaient ensuite vomi des matières blanchâtres et séreuses, troubles, quelquefois mêlées de bile. Lorsque nous vîmes ces malades, ils poussaient des cris lamentables, arrachés par la violence des crampes. Leur physionomie décélait une anxiété extrême ; l'estomac et le ventre étaient très-douloureux. L'un de ces individus, domestique d'un officier du régiment de Kalish, mourut peu d'instans après son arrivée; un autre du deuxième régiment de hulans, qui nous avait fait en très-bon français l'histoire de sa maladie, était moribond une heure après, et plusieurs de ceux que nous avions vus le matin à la visite, étaient mourans à deux heures, lorsque nous quittâmes l'hôpital pour nous rendre à Varsovie.

De retour dans cette ville, nous fîmes notre rapport au gouvernement; nos conclusions, résultat de notre conviction, trouvèrent de nombreux contradicteurs; les uns voulaient que ce fût une maladie propre aux soldats; les autres prétendaient que c'était le choléra-morbus sporadique. Une nouvelle enquête fut ordonnée dans l'hôpital de Praga, où l'on venait de déposer un grand nombre de militaires qui faisaient partie des divers régimens qui avaient combattu dans la journée du 10. Dans la soirée du 16, nous nous rendîmes au lazareth de

Praga, où nous trouvâmes quatre cents malades dont la plupart avaient le choléra. Quinze entre autres offraient tous les symptômes que nous avions observés chez les malades de Mienia : leurs figures étaient décomposées, leurs pupilles dilatées, leur pouls très-faible, nul, leurs extrémités froides, bleuâtres et marbrées; le ventre très-sensible, la langue blanchâtre et sèche, quelquefois humide; ils avaient eu des crampes très-douloureuses dans l'estomac et les intestins; le dévoiement et les vomissemens avaient presque entièrement cessé. Plusieurs de ces soldats étaient morts, et six cadavres se trouvaient encore dans une salle basse. Deux de ces sujets furent ouverts par l'un de nous, sous les yeux de ses confrères. Voici en peu de mots le résultat de cet examen :

L'estomac et les intestins de l'un d'eux contenaient une quantité notable d'un liquide séreux et blanchâtre; après l'écoulement de ce liquide, on trouva la muqueuse enduite d'une matière blanche et crêmeuse. L'épaisseur des tuniques intestinales était sensiblement augmentée, et elle donnait sous les doigts une sensation d'empâtement. Elles étaient d'une blancheur remarquable; et n'offraient chez ce sujet qu'une légère injection linéaire occupant la portion la plus déclive de l'intestin. Le canal digestif du second sujet ne renfermait point de sérosité, mais il était presque partout enduit d'une matière d'un blanc mat, opaque, visqueuse et adhérente aux membranes. Celles-ci étaient tantôt d'une blancheur extraordinaire, tantôt fortement injectées : chez ces deux sujets la matière blanche se retrouvait encore dans la vessie, mais en quantité bien plus notable chez l'un que chez l'autre; chez tous deux la rate était petite, le foie sain, la vésicule médiocrement distendue par une bile épaisse et foncée; les autres organes n'offraient rien de remarquable.

D'après ces faits, et considérant que dans le choléra sporadique de l'Europe, les évacuations sont ou bilieuses ou purement muqueuses et transparentes, et n'ont jamais l'aspect blanchâtre et opaque de la matière trouvée dans les intestins de ces cadavres, nous n'hésitâmes point à déclarer que la maladie qui régnait à Praga était précisément la même que celle que nous avions vue au camp, et à laquelle nous avions reconnu les caractères du choléra-morbus indien. Cette opinion fut partagée par ceux même qui avaient d'abord douté de la réalité du mal, et l'on ne s'occupa plus que des moyens à prendre pour arrêter ou diminuer son intensité. Une des premières mesures du gouvernement fut de créer un comité central exclusivement composé de médecins dont les attributions embrassaient tout ce qui concernait la santé publique. M. le Gallois et moi nous eûmes l'honneur d'en faire partie. C'est d'après les documens qui nous ont été fournis par nos confrères, et d'après nos propres observations, que nous allons essayer de tracer le plus fidèlement possible l'histoire d'une maladie qui est en ce moment l'objet de l'attention de l'Europe et du monde entier. Aucune bonne description n'est possible, si l'on n'a eu les objets long-temps sous les yeux, et si on ne les a considérés sous un grand nombre de faces. Persuadés de cette vérité, nous allons d'abord rapporter un certain nombre d'observations particulières; elles nous serviront ensuite à faire le tableau de la maladie.

OBSERVATIONS PARTICULIÈRES.

Ire OBSERVATION.

Le 15 avril 1831, on amène à l'hôpital de Mienia un hulan du deuxième régiment. C'est un homme fort et vigoureux, âgé d'environ 40 ans; il a servi dans la grande armée de Napoléon, et porte sur sa poitrine cette étoile, récompense des braves, depuis si prodiguée; sa physionomie est mâle, le choléra ne s'est encore révélé que par quelques vomissemens. Ce militaire, qui parle français, me fait en ces termes le récit de sa maladie: « J'ai dormi toute la nuit sans éprouver la moindre incommodité; je n'ai fait aucun excès, j'ai bu il est vrai de l'eau bourbeuse, comme la plupart de mes camarades, mais cela m'est arrivé cent fois sans que j'en aie ressenti la moindre indisposition. Ce matin, à la pointe du jour, je me suis réveillé avec un sentiment de malaise général, une grande faiblesse et des étourdissemens; bientôt j'ai eu des nausées, des envies de vomir, et j'ai rendu les alimens que j'avais pris la veille. A ces premiers vomissemens ont succédé des évacuations blanchâtres semblables à de l'eau, qui m'ont beaucoup affaibli.» A peine a-t-il terminé ces mots, qu'il pousse des cris lamentables, en agitant les bras et les jambes avec violence; ce sont les crampes qui viennent se joindre aux autres symptômes; la figure se convulse, les traits se renversent, le pouls s'enfonce, la sensation de froid est manifeste; cette crise dure une minute; le malade redevient calme, mais il reste une légère injection bleuâtre, la figure est changée, les forces sont visiblement altérées; quelques minutes se passent; un nouvel accès plus violent que le premier éclate, le malade fait entendre des gémissemens déchirans, il bondit sur son lit, demande sans cesse à boire, sa figure change à vue d'œil; le coup mortel est frappé, il retombe sans force sur sa paillasse, l'agonie commence ; encore quelques instans, et tout sera fini pour lui. La maladie a duré quatre heures.

IIe OBSERVATION.

Le 24 avril, à sept heures du matin, un marchand Juif, nommé Chlabne Wolersz-t[illegible], âgé de 36 ans, éprouve une défaillance ; il a la tête lourde et douloureuse, quelques nausées précèdent les vomissemens et les évacuations alvines qui surviennent en très-grande abondance et à des intervalles très-rapprochés. La maison qu'il habite est bâtie en bois et sèche, mais la veille il a mangé du poisson corrompu, et bu de la petite bierre où il y avait de la lie. Transporté à l'hôpital, Chlabne présente les symptômes suivans : il a la physionomie grippée, son pouls est insensible, le corps est froid, légèrement bleuâtre ; cette coloration est surtout marquée aux pommettes, aux aîles du nez, aux lèvres, aux oreilles et aux membres ; il se plaint de crampes dans les pieds et les mains ; sa voix est affaiblie et rauque, il vomit des matières blanchâtres, et a des selles continuelles de couleur aqueuse; c'est dans ces circonstances fâcheuses que Chlabne est soumis à la médication suivante : saignée de bras de 8 onces, application de 15 sangsues sur l'épigastre. On couvre le malade de linges chauds; à l'intérieur on lui donne toutes les deux heures quatre grains de calomel combinés avec un quart de grain d'opium et quinze grains de sucre, et pour boisson, une infusion très-chaude de menthe. Les remèdes sont sans effet, les symptômes s'aggravent, le malade tombe dans une sorte de torpeur; à trois heures il expire; ses souffrances ont duré huit heures.

IIIe OBSERVATION.

Pierre Wagrzynski, âgé de 35 ans, soldat au 18e régiment d'infanterie de ligne, natif de Lublin, est conduit à l'hôpital le 8 mai, à quatre heures après-midi, donnant à peine des signes de vie. Les personnes qui l'ont amené ne peuvent fournir aucuns renseignemens sur l'origine de sa maladie. De prompts secours administrés à temps le rappellent un peu à lui-même ; il se plaint de crampes dans les jambes ; les yeux sont renversés, on n'en aperçoit plus que le blanc ; la face offre l'altération particulière aux cholériques, le corps est livide, les extrémités supérieures et inférieures sont froides, le pouls est insensible, les vomissemens et les déjections alvines sont très-fréquens, les matières rejetées sont blanchâtres et glaireuses, le ventre est douloureux, surtout autour du nombril ; à la percussion il donne un son mat. L'état de Wagrzynski ne peut laisser aucun espoir de succès ; cependant on prescrit dix grains de calomel combinés avec un demi-grain d'opium et dix grains de sucre blanc toutes les heures ; on ordonne en outre une saignée d'une livre, des sinapismes aux jambes et des moxas. A quatre heures on commence l'administration des remèdes ; douze heures après il a cessé de vivre. Le sang qui a coulé de la veine est noir et visqueux.

Le lendemain on procède à l'autopsie.

A l'ouverture du crâne il s'écoule beaucoup de sang noir, épais, semblable à celui qui a été obtenu par la saignée; les veines du cerveau en sont gorgées; le cerveau est dans l'état naturel. La gaîne de la moelle épinière est remplie de sang; dans l'endroit qui porte le nom de queue de cheval, il y a une exsudation gélatineuse dont le poids peut être évalué à environ une demi-once, la substance médullaire et les veines du rachis sont gorgées de sang. Le poumon paraît sain; mais il contient une grande quantité de sang d'une couleur bleue et noire. Le cœur est volumineux; le ventricule gauche est distendu par un sang noir non épais; le ventricule droit contient moins de sang, mais il y a des concrétions polypeuses. Après avoir ouvert la cavité abdominale, on examine avec soin l'état du canal digestif; l'intestin grêle est légèrement rouge à l'extérieur; cette couleur est beaucoup plus prononcée à l'intérieur. Le duodenum et le jejunum sont remplis d'une matière blanchâtre et gélatineuse. Dans l'ileum elle prend une teinte verdâtre; cette portion de l'intestin n'offre point de traces d'inflammation. Le colon descendant et transverse contiennent également de la matière blanchâtre. L'S romaine et le rectum sont rouges, mais l'inflammation y est moins prononcée que dans les autres parties du tube intestinal. L'estomac est fortement enflammé, et rempli d'une matière noirâtre. Le foie est plein de sang noir. La vésicule biliaire renferme une bile verte, noire, épaisse et collante. La vessie ne contient point d'urine, mais on y trouve une petite quantité de la matière blanchâtre.

IVe OBSERVATION.

Le 8 avril, Vincent Oleszek, soldat au 4e régiment de ligne, âgé de 20 ans, entre à l'hôpital, pour y être traité d'une fièvre intermittente nerveuse. Au bout de vingt jours il est pris des symptômes du choléra; la salle où il est placé ne renferme point de cholériques, seulement il a pu communiquer avec les prisonniers russes, envoyés depuis peu à l'hôpital, pour servir d'infirmiers. L'affection s'annonce par une grande faiblesse, un malaise général, une sensation douloureuse dans le bas-ventre. Bientôt apparaissent les vomissemens et les déjections alvines, de matières semblables à de l'eau trouble; ils sont d'abord très-fréquens, mais ne durent qu'un peu de temps; des taches livides, marbrées, se montrent sur toutes les parties du corps, le pouls devient insensible, les traits du visage se dépriment, la langue est blanchâtre, la voix rauque, les membres sont agités de mouvemens convulsifs.

On pratique aussitôt une saignée aux deux bras, mais le sang ne coule qu'en bavant, ainsi qu'il arrive fréquemment. Toutes les heures le malade prend une poudre composée de deux grains de calomel et d'un demi-grain d'opium. Sa boisson habituelle consiste en une infusion de mélisse un peu sucrée; le malade est mis au bain et frictionné partout le corps; malgré ces médicamens le mal fait des progrès. Le 1er mai, les symptômes sont parvenus au dernier degré d'intensité ; le corps devient de plus en plus froid et livide, les convulsions ont cessé, la respiration s'embarrasse à chaque instant ; le malade a le hoquet, tombe dans un état comateux, et périt sans douleur.

Le lendemain on fait l'ouverture du corps. On trouve les vaisseaux du cerveau gorgés de sang ; il y a un peu de sérosité épanchée dans l'arachnoïde ; le ventricule droit est rempli de sang ; l'estomac est contracté ; la membrane muqueuse est crispée, rugueuse ; les intestins sont fortement distendus par des gaz, la matière blanchâtre existe, mais elle est en petite quantité. La rate est plus grosse que dans l'état normal ; les autres organes ne présentent rien de remarquable.

Ve OBSERVATION.

Le 2 mai au matin, on conduit à l'hôpital un soldat âgé d'environ 30 ans ; il est plongé dans un état comateux ; ses extrémités sont froides et livides, son visage est décomposé, le pouls est insensible. On sait qu'il a fait partie d'un convoi de blessés, mais on ne peut se procurer aucuns renseignemens sur sa maladie; quoique son état soit désespéré, le médecin prescrit cependant une potion faite avec trois onces de menthe, trente gouttes de laudanum et une once de sirop simple. Il ordonne en outre un bain, et pour boisson, une infusion chaude de menthe poivrée; quelques heures après tout le corps du malade se couvre d'une sueur froide et visqueuse, et la mort arrive presqu'aussitôt.

A l'ouverture du cadavre on reconnaît que les veines du cerveau sont distendues par le sang; à la base du crâne il existe un épanchement d'environ deux onces de sérosité; les veines du rachis sont également distendues et remplies de sang, les membranes sont injectées, le fluide cérébro-spinal est augmenté; le péritoine a une couleur bleue noire; les intestins grêles sont enflammés, parsemés de plaques rouges, dont quelques-unes offrent une teinte livide comme si elles eussent été frappées de gangrène; la muqueuse est amincie, se déchire facilement; les gros intestins sont dans l'état naturel; ils contiennent de la matière blanchâtre et aqueuse; la vésicule biliaire renferme une grande quantité de bile.

VIe OBSERVATION.

Albert Poptawski, âgé de 28 ans, pharmacien à l'hôpital Ordynacki, replet, d'une complexion forte, d'un tempérament sanguin, se sent tout-à-coup gravement indisposé vers les cinq heures du matin; le jour précédent il a déjà ressenti quelque malaise; sur les dix heures il commence à aller à la garde-robe; bientôt il a des nausées, des vomissemens, et tous les symptômes du choléra ne tardent point à se manifester. Albert aime beaucoup la bière et l'eau-de-vie. La veille du jour où il est tombé malade, il a éprouvé un grand chagrin; depuis deux jours il n'a point quitté l'hôpital, et, comme il n'y a aucun cholérique dans l'établissement, on ne peut supposer qu'il ait pris la maladie par contact; c'est du moins l'opinion des médecins de la maison.

A la visite il présente les symptômes suivans : vomissemens et déjections aqueuses, crampes violentes dans les mains et les mollets; extrémités supérieures et inférieures livides, froides et marbrées; visage altéré, bleuâtre; yeux enfoncés et ternes, langue chargée, raison intacte; la sécrétion de l'urine est arrêtée.

A dix heures on pratique une saignée à Poptawski; à peine trois onces de sang ont-elles coulé, que le malade perd connaissance; on lui ouvre la veine de l'autre bras, mais on ne peut obtenir que six onces de sang. Le médecin prescrit toutes les deux heures trois grains de calomel et un demi-grain d'opium, alternativement avec une saturation; le malade prend pour boisson une infusion de menthe chaude; bientôt une amélioration très-grande paraît s'établir; le corps se couvre d'une sueur générale, redevient chaud; le visage reprend sa teinte naturelle et les yeux leur vivacité; le pouls est accéléré, les crampes ont cessé; à midi on lui place vingt sangsues sur l'abdomen, et des sinapismes aux mollets; on le met ensuite dans un bain, et on le lave avec un mélange fort chaud d'esprit, de camphre et de vinaigre de vin. Malgré l'emploi de ces moyens, l'amélioration ne se soutient pas, le corps se refroidit, les extrémités deviennent livides et marbrées, le pouls disparaît, la figure se décompose, elle prend l'aspect cholérique; le soir Poptawski expire dans un état comateux.

Le lendemain l'autopsie a lieu en présence des médecins de l'hôpital : le corps et les membres présentent une rigidité très-grande; on y remarque en plusieurs endroits des taches livides. La pupille est dilatée, la poitrine offre les traces d'une violente pleurésie; la fausse membrane est très-épaisse et rougeâtre; elle adhère fortement aux parois de la poitrine, et ressemble à un muscle par son épaisseur. Les poumons sont petits, resserrés et évidemment diminués de volume. Le ventricule gauche du cœur contient une petite quantité de sang noir ; le diaphragme est rouge, couvert d'une fausse membrane, et remonte dans la cavité de la poitrine. On incise l'abdomen, qui pendant la vie de Poptawski avait donné un son mat, à cause des liquides dont il était rempli ; on trouve le foie augmenté de volume, couleur de cendre est très-fragile ; l'estomac est rouge ; il contient une quantité notable de la matière blanchâtre, aqueuse, rejetée pendant la vie ; cette matière se trouve en proportion considérable dans les intestins grêles et les gros intestins ; ceux-ci sont rouges, et présentent des traces évidentes d'inflammation. La vessie est petite, revenue sur elle-même ; elle ne contient pas d'urine.

VIIe OBSERVATION.

Le comte B***, sénateur, ministre, âgé de 40 ans, d'une stature moyenne, d'une constitution vigoureuse, jouissant d'une bonne santé, éprouve, dans la nuit du 12 juin, les premières atteintes du mal formidable qui a déjà moissonné tant de victimes. Le rang élevé qu'occupe le patient appelle l'attention publique sur les causes qui ont pu faire naître la maladie. On apprend que le comte B***, redoutant peu le choléra, n'a rien changé à son genre de vie habituel; sa table est abondamment servie de mets d'une digestion souvent difficile. Deux jours avant de tomber malade, il a été se baigner dans la Vistule, à l'issue de son repas; la veille de sa maladie il a pris plusieurs verres d'eau à la glace. Or, tout le monde sait le danger que l'on court dans le choléra, lorsque la transpiration est arrêtée d'une manière quelconque. C'est sous l'influence de ces causes, que le comte B*** est atteint de la maladie, dans la nuit du 12. Il se plaint d'une grande faiblesse, d'un malaise indéfinissable; il éprouve des défaillances; bientôt il a des nausées, des envies de vomir, qui sont presque immédiatement suivies de vomissemens et d'évacuations alvines. Ces déjections consistent d'abord dans les alimens pris la veille, puis dans des matières blanchâtres aqueuses. Les crampes des membres viennent compliquer les autres accidens. La faiblesse augmente de plus en plus, le pouls s'enfonce. Le docteur M***, un des praticiens les plus distingués de la ville, ordonne les boissons chaudes, le magistère de bismuth, selon la méthode de M. Léo, les sinapismes et les bains. Tout semble annoncer que le traitement aura le plus heureux succès, car, dans la journée du lundi, le pouls se fait de nouveau sentir, la chaleur a reparu, et il y a même de la transpiration; tous les symptômes inquiétans se sont amendés. C'est dans cet état que ses médecins le laissent; mais à peine sont-ils partis, que tous les accidens reparaissent plus terribles que jamais. Les crampes agitent tous ses membres, un froid glacial s'empare de son corps, rien ne peut le réchauffer; en vain lui prodigue-t-on les secours les mieux entendus, quelques heures après il a cessé de vivre.

L'autopsie a lieu deux jours après, en

présence de plusieurs médecins nationaux et étrangers. Le corps présente à un haut degré la rigidité cadavérique; les extrémités sont bleuâtres, les ongles et les lèvres ont la même coloration; la pulpe des doigts est très-froncée, les yeux sont enfoncés dans l'orbite, l'habitude extérieure a peu changé. On incise la poitrine et l'abdomen. Les poumons sont sains; ils ne sont point gorgés de sang. Le cœur, plus volumineux que d'habitude, est très-flasque. Le ventricule droit, dilaté, contient à peu près trois onces de sang liquide; l'oreillette droite est également très-flasque. Toutes les veines sont pleines de sang; l'estomac et les intestins ont un aspect mat, et font éprouver au doigt une sensation d'empâtement. A l'extérieur on remarque quelques injections légères, à l'intérieur l'estomac est pâle, et contient, ainsi que les intestins, une quantité considérable d'une matière liquide, crêmeuse et jaunâtre; la muqueuse des intestins est généralement pâle; elle est partout enduite de la matière crêmeuse, qu'on en détache cependant avec la plus grande facilité. Le foie est dans l'état normal. La vésicule biliaire est remplie de bile, et renferme deux calculs de la grosseur d'une noisette. La rate est flasque et exsangue. La vessie, un peu contractée, contient cependant environ quatre à cinq onces d'urine. Le cerveau est injecté; l'arachnoïde, de couleur opaline, est légèrement injectée. Point de sérosité. M. le docteur Searle, qui a pratiqué quatorze ans aux Indes-Orientales, assistait à l'autopsie.

Quittons pour quelques instans ce champ de mort, sur lequel nous aurons malheureusement l'occasion de revenir, et portons nos regards sur le théâtre où les médecins luttent pied à pied, et souvent avec succès, contre la terrible maladie. Déjà les Anglais avaient publié que beaucoup de malades guérissaient, lorsque les secours étaient administrés à temps; les médecins russes ont affirmé le même fait. Ce qui s'est passé sous nos yeux en Pologne m'a confirmé dans cette opinion. Mais, dira-t-on, les journaux ont annoncé que la mortalité était effrayante à Saint-Pétersbourg, à Jassy et à Pesth, et que, dans le plus grand nombre des localités, on voyait la moitié des malades succomber. Nous reconnaissons la vérité de ces assertions, mais nous croyons pouvoir leur donner une explication toute naturelle et bien différente de celle qu'on a voulu faire prévaloir. Partout où le choléra se montre pour la première fois, il frappe indistinctement ceux qui présentent un côté vulnérable; les personnes faibles, qui auraient contracté une maladie quelconque; celles qui ont un organe mauvais; les individus qui sont affaiblis par des excès ou des privations, tous périssent victimes de l'épidémie; aussi la mortalité dans les douze ou quinze premiers jours est-elle réellement considérable, mais dès que ces rangs sont tombés, le nombre de morts diminue d'une manière prodigieuse. Ainsi, dans les dix premiers jours de la maladie, à Varsovie, cent vingt personnes périssaient journellement, le onzième il n'en mourait plus que quarante. Il est vrai qu'il y a des localités où la destruction semble n'avoir d'autre terme que celle de tous les habitans ; mais si l'on fait la topographie de ces lieux, on voit que toutes les causes favorables au développement des épidémies s'y trouvent réunies : marécages, maisons malpropres, encombrement d'habitans, humidité, misère, telles sont les plaies incurables de la plupart de ces villes. Il est surtout une cause qui multiplie le choléra dans beaucoup d'endroits, c'est ce sentiment de frayeur et de crainte, que tous les bons observateurs ont signalé comme l'auxiliaire le plus actif et le plus redoutable des épidémies. L'Allemagne, par le genre de vie de ses habitans, la propreté de ses villes, paraît devoir être moins exposée que tout autre pays, aux ravages du choléra; mais la stupeur profonde, l'espèce d'accablement dans lequel l'approche de ce fléau a jeté les Allemands, doit inspirer les plus sérieuses inquiétudes sur ses suites. Là, ce sont des fourches que l'on prépare pour enlever les morts et toucher les malades; ici, ce sont d'énormes fosses que l'on creuse pour y précipiter les victimes du mal; dans d'autres endroits, c'est une peur qui tient du délire, et qui fait déjà prendre aux habitans des mesures pour rompre toutes les communications. Les gouvernemens, par les précautions qu'ils ont prises, ont surtout contribué à propager ces terreurs, et, nous n'hésitons point à dire qu'au lieu de diminuer l'intensité du mal, ils l'ont, au contraire, augmenté. Si Varsovie n'eût pas été palpitante du grand drame qui se jouait à ses portes, le choléra y aurait fait beaucoup de mal; mais les habitans occupés de la lutte gigantesque que soutenait la Pologne, n'avaient point le temps de penser à d'autres choses : aussi le choléra n'était-il qu'un sujet de conversation fort secondaire. Nul doute que si la guerre n'eût fixé l'attention générale, le choléra n'eût immolé un bien plus grand nombre de victimes, et il est à craindre que les revers n'exercent une fâcheuse influence sur les esprits.

Dans les observations précédentes, nous

avons vu la mort moissonner en peu d'heures, en deux ou trois jours au plus, les victimes de la maladie ; dans celles que nous allons rapporter, nous constaterons les bons effets des médicamens, non pas comme panacées, ainsi que l'ont cru quelques ignorans, mais comme moyens employés avec discernement, selon la constitution et le tempérament des individus.

VIIIe OBSERVATION.

Jean Michalak, soldat du 2e régiment des chasseurs à pied, âgé de 27 ans, vient à l'hôpital pour y être traité d'une contusion au cou ; après la guérison, il retourne à l'armée. Le 24 du mois d'avril on le ramène à l'hôpital, se plaignant d'une violente douleur dans la tête, les oreilles et la mâchoire inférieure ; deux saignées ne calment point les douleurs ; alors on applique quarante sangsues à la tête, aux tempes, à la mâchoire, et un vésicatoire derrière le cou ; on lui arrache même la dernière dent molaire, qui était extrêmement noire, et qu'on regardait comme la cause de la maladie. Le 2 mai au soir on prescrit un bain de pied avec une demi-once de potasse caustique ; une heure après ce bain la céphalagie cesse tout-à-fait, mais le malade se sent très-faible, les forces semblent l'abandonner ; plusieurs fois il est sur le point de s'évanouir ; le lendemain il est pris d'une diarrhée légère. Remarquons que Michalak ne sortait point de la salle, qu'il n'avait point eu de rapport avec les malades atteints du choléra, et que, bien que son séjour à l'armée eût pu faire admettre la contagion, néanmoins, comme les symptômes du choléra ne se manifestèrent que sept jours après son arrivée à l'hôpital, cette supposition paraît sans fondement. Le lendemain 3 mai, à quatre heures après midi, le corps de Michalak commence à se refroidir, le visage et les mains prennent une couleur bleuâtre marbrée ; les yeux deviennent languissans, et s'enfoncent dans l'orbite, le ventre se rétracte, sans être douloureux ; la respiration est difficile et entrecoupée, la peau est sèche et froide comme la glace ; tous les traits de la figure, considérablement altérés, décèlent un souffrance profonde; les yeux sont ouverts et tournés en haut. Malgré cette atteinte portée à l'organisme, les fonctions des sens paraissent n'avoir éprouvé aucune altération, le malade répond très-bien à toutes les questions qu'on lui adresse.

Dès que les symptômes du choléra sont manifestes, on saigne le malade au bras droit (℥ xj) et on lui fait prendre vingt gouttes de laudanum. Tous les quarts d'heure on lui donne une tasse de menthe poivrée, aussi chaude que possible; il rejette les trois premières tasses, mais il conserve les six autres, qu'on lui fait ensuite boire; on diminue alors la quantité de boisson, et il ne prend plus qu'une tasse toutes les heures, et seulement dix gouttes de laudanum. A peine a-t-il avalé la quatrième tasse, que les tempes, le visage, la poitrine, se couvrent d'une sueur abondante, le malade sent que son corps commence à s'échauffer; le pouls bat plus fort, les mains et les pieds sont chauds. Vers les dix heures du soir il a de nouveaux vomissemens, mais ils cessent à minuit. Le 4 mai il vomit encore, après avoir bu de l'eau froide; néanmoins le pouls prend de la force, le corps devient chaud, et le malade transpire; les traits s'épanouissent; les vomissemens ayant reparu plusieurs fois, on prescrit trente gouttes de laudanum en trois fois, dix gouttes toutes les heures. Le chirurgien n'ayant point compris l'ordonnance, donne à Michalak, pendant toute le nuit, dix gouttes par heure, ce qui porte la dose à quatre-vingts gouttes; le malade est pris d'un hoquet violent qui l'empêche de dormir, et il ne cesse que lorsqu'il ne fait plus usage d'opium. Le lendemain, Michalak tombe dans un profond assoupissement qui dure toute la journée. A son réveil il sent renaître ses forces, ses yeux ont repris leur vivacité, et son visage sa sérénité; le pouls est régulier, mais la langue est encore chargée; les maux de tête ont entièrement cessé. Le 6 mai le malade se promène dans les salles, en pleine convalescence; il sort peu de jours après.

L'erreur du chirurgien polonais mérite

d'autant plus d'être rappelée, qu'un fait du même genre, cité par John Mason Good, dans son livre de l'étude de la médecine, publié à Londres en 1825, a eu des résultats aussi heureux.

Un individu tombe malade du choléra aux Indes-Orientales, le médecin lui prescrit vingt grains de calomel et soixante gouttes de laudanum à prendre pendant la journée; par inadvertence, le médicament est administré en moins d'une demi-heure; tous les accidens se bornent à un sommeil profond. Au bout de deux heures et demie le malade était parfaitement rétabli.

IX° OBSERVATION.

Le 15 mai, sur les sept heures du soir, le nommé Dominique Koberda, agent de police, est pris, sans cause connue, des symptômes du choléra. La maladie s'annonce à l'instant par des nausées et des envies d'aller à la garde-robe. Les crampes, surtout, sont si violentes, qu'il est hors d'état de retourner chez lui, et qu'il faut l'apporter à l'hôpital. A la visite, il offre les phénomènes suivans : physionomie altérée, peau froide, pouls nul ; vomissemens et évacuations alvines de matières aqueuses ; extrémités froides et livides. A dix heures on lui fait une saignée de ℥ xij ; on lui donne deux grains de calomel combinés avec un grain d'opium, et on prescrit pour boisson l'infusion chaude de menthe ; on lui applique ensuite des sinapismes sur toutes les parties du corps. Le lendemain on observe une amélioration sensible ; le corps a recouvré sa chaleur, le visage a repris sa couleur et sa gaîté, le pouls bat sous le doigt ; mais, comme les vomissemens ne cessent point, le médecin prescrit une saturation de ʒ ij de carbonate de potasse et de vinaigre de vin ; il ordonne en outre une mixture faite avec ℥ ij de menthe poivrée, ℥ j de teinture aqueuse de rhubarbe, ʒ j d'éther sulfurique, et ℥ j de sirop simple.

Le malade prend toutes les deux heures une cuillerée de cette mixture. Au bout de vingt-quatre heures, les vomissemens et les déjections alvines s'arrêtent, mais les crampes agitent encore les membres. Pour les faire cesser, le médecin prescrit des frictions sur l'estomac et les membres, avec l'eau-de-vie-camphrée et le vinaigre de vin. Le 18 le malade est en pleine convalescence, et il se prépare à sortir de l'hôpital.

Xe OBSERVATION.

Louise Périkovowicz, âgée de 25 ans, femme d'un musicien du premier régiment de ligne, tombe malade le 27 avril avant midi. Elle demeure chez sa mère, dans une maison basse située dans un lieu assez humide. La malade n'a eu aucun rapport avec des individus atteints du choléra; elle les évite même avec le plus grand soin. Cette femme, d'un tempérament sanguin, allaite un enfant. Les renseignemens qu'on nous donne sur son compte, apprennent que Louise aime à boire. A la visite elle se plaint de crampes dans les mollets, d'une sensation de brûlure dans l'estomac; le pouls est presque nul, le corps est froid. le visage est profondément altéré; les yeux, enfoncés dans l'orbite, paraissent comme couverts d'un nuage; la langue est chargée. Il n'y a ni vomissemens ni déjections alvines. Le corps est couvert d'une sueur froide et visqueuse, la peau a pris une teinte bleuâtre.

Après avoir examiné la malade on prescrit une saignée d'une livre, le calomel à la dose de trois grains combinés avec un quart de grain d'opium, toutes les deux heures, et pour boisson une infusion chaude de menthe poivrée. Dès le même jour on remarque un mieux sensible; la malade ayant bu de l'eau-de-vie le matin, l'amélioration ne fut pas aussi prononcée qu'elle aurait pu l'être. Le lendemain, Louise se sent beaucoup mieux; le corps est réchauffé et baigné de sueur, la physionomie est plus gaie, tout annonce une guérison parfaite; mais l'habitude invétérée de prendre de l'eau-de-vie, détermine une nouvelle rechute. On la veille avec le plus grand soin, on ordonne un régime sévère; la malade se rétablit malgré elle, et quitte l'hôpital le quatrième jour de sa convalescence.

La saignée, dans ces différens cas, paraît avoir concouru puissamment au succès de la cure ; observons toutefois qu'elle a été pratiquée chez des individus forts, musculeux, et qui ne paraissaient point avoir souffert. Elle a paru également utile chez quelques personnes faibles, mais dans des circonstances plus rares ; aussi le médecin ne doit-il l'employer qu'avec précaution et discernement.

XIe OBSERVATION.

Le nommé Dobrowolski, fabricant de draps, montait la garde le 20 avril, à sept heures du matin, lorsqu'il se sent pris tout-à-coup d'une grande faiblesse, et tombe sans connaissance devant ses camarades. Quelques jours auparavant il s'était rendu à Kaluzyn, où, extrêmement fatigué de la route, il avait bu une grande quantité de lait froid. A Varsovie, il habite un rez-de-chaussée, dans une chambre humide et basse, où on lave le linge. Dobrowolski est relevé, et transporté chez lui. Un médecin est aussitôt appelé ; il trouve le malade les yeux enfoncés, les membres froids, et se plaignant d'une vive douleur dans la poitrine ; le pouls est presque insensible ; il a des vomissemens et des évacuations alvines continuelles; les matières rejetées sont semblables à de la crême; ses membres sont agités de mouvemens convulsifs; la voix est sombre et altérée.

A onze heures du matin on lui pratique une saignée de ℥ xij; toutes les deux heures il prend trois grains de calomel combinés avec un demi-grain d'opium, et pour boisson une infusion chaude de menthe. On lui frotte les membres avec des flanelles. Douze ventouses scarifiées lui sont appliquées sur le ventre. A l'aide de ce traitement, tous les symptômes s'améliorent; la convalescence commence au bout de trois jours; le rétablissement est annoncé par le changement des sécrétions, qui deviennent successivement verdâtres et jaunâtres. Les jours suivans, la langue reste chargée; on donne la racine de rhubarbe dans l'eau aromatisée. La convalescence marche rapidement ; le septième jour elle est complète.

XIIe OBSERVATION.

M. Joseph Bonier, chirurgien, âgé de 56 ans, ayant saigné, le 30 avril, un soldat malade du choléra, eut presque aussitôt des nausées et des envies de vomir. Pendant deux jours il ne discontinua pas de rejeter des matières blanchâtres, et d'aller à la garde-robe. Le 2 mai son corps et ses membres se refroidissent, deviennent livides; le pouls est insensible; il éprouve de grandes douleurs dans l'estomac, et vomit dès qu'il a avalé quelque chose. Il a une soif inextinguible; sa voix est creuse, rauque; ses membres sont secoués par des crampes violentes.

Dès le premier vomissement il avait pris de la poudre d'ipécacuanha. Transporté à l'hôpital deux jours après l'apparition du choléra, on lui fait une saignée d'une livre; on lui frotte le corps avec des brosses, et on le couvre de plantes aromatiques fort chaudes. On lui administre ensuite trente gouttes de laudanum. Tous les quarts d'heure il prend une tasse de menthe chaude, et à chaque sixième tasse on lui donne vingt gouttes de laudanum. A l'aide de ces médicamens, une amélioration très-prompte a lieu dans l'état de M. Bonier. Des sueurs abondantes se déclarent; le pouls se relève, bat à des intervalles réguliers, et le corps reprend sa température naturelle. Les sécrétions se rétablissent. Un jour après, le chirurgien est en pleine convalescence, et peut se livrer à ses travaux.

XIIIe OBSERVATION.

Le 19 avril, le nommé Aquillina, marchand, demeurant au faubourg de Cracovie, ressent, vers minuit, une vive douleur dans le bas-ventre; il l'attribue d'abord aux hémorrhoïdes dont il est habituellement incommodé; mais les symptômes qui paraissent ensuite ne laissent aucun doute sur la nature du mal. Aquillina a des faiblesses, des défaillances et des nausées; il vomit et rejette des alimens, puis des matières aqueuses. Les déjections alvines sont de même nature. Le pouls est presque insensible ; il se plaint de ne pouvoir se réchauffer. Le malade assure n'avoir eu aucun rapport avec des individus atteints du choléra. On lui prescrit deux grains de camphre combiné avec un grain d'opium, toutes les deux heures. Il commence à prendre ce médicament à six heures du matin ; vers la fin de la journée les accidens se calment ; on lui donne à boire de la limonade.

Le 20 juin, Aquillina est bien portant ; mais le lendemain à sept heures du matin il a un accès de fièvre intermittente tierce ; on coupe le second accès avec le sulfate de quinine, la rhubarbe et l'hydrochlorate d'ammoniaque. Quelques jours après, Aquillina est entièrement rétabli.

XIVe OBSERVATION.

L'histoire que nous allons rapporter n'est intéressante qu'en ce qu'elle semblerait prouver que le choléra peut se communiquer. Marie Pacholczyk et Michel Pacholczyk, paysans, la première âgée de 17 ans, le second de 15 ans, domiciliés au village d'Opalew, ressentirent les premières atteintes de l'épidémie, la sœur le 11 mai, et le frère le lendemain. Quelque temps avant leur maladie, la grand'mère avait eu elle-même le choléra dans la même maison. D'après le rapport des personnes qui l'habitaient, cette femme était morte faute de secours, après quelques jours de souffrance. Avant de tomber malade, elle avait été voir au camp des cholériques un parent qui lui avait remis quelques effets.

Lorsque le médecin vit ces deux malades, il trouva la sœur dans un état désespéré; le frère se portait déjà mieux. Ils avaient pris tous les deux des poudres qui leur avaient été données par un chirurgien venu du camp. Il paraîtrait que ces poudres se composaient de calomel et d'opium. Les deux malades ne furent point saignés; la sœur a succombé, le frère s'est rétabli.

SYMPTOMES DU CHOLÉRA-MORBUS.

Les différentes histoires que l'on vient de lire ont dû donner une idée suffisante de la maladie ; nous allons maintenant décrire sa symptomatologie, en nous aidant encore d'un grand nombre d'observations, que les bornes de cet ouvrage ne nous permettent pas de rapporter ici.

L'attaque du choléra est souvent rapide et violente ; mais, dans un grand nombre de cas, elle s'annonce par des symptômes précurseurs dont la connaissance est d'une importance extrême, puisqu'à cette époque les secours de la médecine parviennent à sauver un grand nombre de malades. Ces signes sont : un sentiment de gêne, de malaise, une sensibilité exagérée, une douleur plus ou moins vive autour de l'ombilic, et souvent une diarrhée simple, quelquefois blanchâtre, avec ou sans nausées.

Il n'est pas rare d'observer une sorte de tremblement, de la faiblesse, des tintemens d'oreille, des vertiges, des éblouissemens et de la céphalalgie. Le pouls est accéléré et faible, la peau humide et plus froide que de coutume. Ces symptômes, ou seulement quelques-uns d'entre eux, peuvent durer plusieurs heures, et même un jour ou deux.

Soit que ces divers signes se soient manifestés d'une manière appréciable, soit qu'ils aient brusquement parcouru leur période, soit qu'ils aient manqué, on voit survenir les évacuations alvines, symptôme plus constant dans le choléra que les vomissemens, et, dans un grand nombre de cas, le premier qui se présente; la matière des évacuations est tantôt blanchâtre, tantôt trouble comme de l'eau de riz sale, quelquefois semblable à de l'empois délayé dans de l'eau, ou à du blanc d'œuf coagulé; dans beaucoup de cas elle est aqueuse, incolore, inodore et homogène; chez quelques individus, elle est jaunâtre, verdâtre, bilieuse et sanguinolente. Au bout d'une heure ou de deux, souvent même sans intervalle, le malade a des nausées, des envies de vomir, et vomit. Il rejette d'abord les alimens qu'il avait pris, puis des matières séreuses, blanchâtres, troubles, quelquefois bilieuses, et qui ont la plus grande ressemblance avec les déjections alvines. Ces évacuations sont promptement arrêtées par l'art ou par la nature affaiblie; elles cessent en général, avec les spasmes, long-temps avant la mort. Les spasmes n'apparaissent point à une époque déterminée; cependant on les observe fréquemment trois ou quatre heures après le début de la maladie. Ils affectent le plus ordinairement les muscles des orteils, des pieds, des mollets, et s'étendent aux membres supérieurs et au tronc. Pendant ces mouvemens convulsifs, le malade est dans un état d'agitation extrême, sa physionomie exprime la plus vive anxiété, il pousse des cris lamentables et déchirans, jette avec violence ses membres à droite et à gauche, bondit sur son lit, se crispe, et porte la main vers son estomac et son ventre, qui sont eux-mêmes le siége de fortes douleurs. Les spasmes se manifestent ordinairement pendant un accès de vomissement; leur durée est d'une minute ou deux, quelquefois moins; les intervalles sont de plusieurs minutes.

De tous les symptômes du choléra, il n'en est point de plus invariable, de plus essentiel que la chute subite du pouls; quelquefois cependant on observe un mouvement fébrile; peu de temps avant l'apparition de la maladie, il devient accéléré et petit; à l'approche du vomissement et du spasme, il arrive fréquemment qu'on cesse de le sentir dans les extrémités; avec les progrès du mal, il devient de plus en plus misérable, s'enfonce, et finit par disparaître à tel point qu'on ne peut souvent le sentir aux artères carotides; on a vu quelques malades vivre assez long-temps dans cet état. L'altération de la face n'est pas moins remarquable : ce signe est même si caractéristique, qu'il suffit d'avoir observé deux ou trois malades pour reconnaître tous les autres. Comme dans les affections des voies digestives, et surtout comme dans la diarrhée et la dyssenterie, il se fait une fonte rapide de la graisse et du tissu cellulaire, les muscles se collent sur les parties osseuses, les traits se dépriment, des rides se dessinent, les yeux s'enfoncent dans l'orbite, s'excavent, ne laissent souvent voir que le blanc; ils perdent leur éclat, deviennent flasques, ternes; la conjonctive s'injecte, la pupille est souvent dilatée; on aperçoit au-dessous de l'œil un cercle bleuâtre ou livide. Cette coloration s'observe également aux oreilles, aux pommettes, aux ailes du nez, aux lèvres, aux membres supérieurs et inférieurs, et souvent même au tronc; elle se montre sous la forme de lignes bleuâtres qui imitent certaines marbrures; cette teinte livide bleuâtre existe dans le plus grand nombre de cas. Un phénomène non moins constant, est la sensation de froid; si vous touchez les extrémités du patient, vous les trouvez comme glacées, la langue elle-même est sensiblement froide, l'air expiré présente quelquefois les mêmes conditions. Cette sensation, qui frappe de suite les assistans, est presque toujours méconnue par le malade, qui se plaint, au contraire, d'une chaleur extrême, et cherche à se débarrasser de ses couvertures. Dès le début, la peau est au-dessous de la température ordinaire, et lorsque le froid est prononcé, elle se montre insensible à l'action des agens chimiques. La langue est blanchâtre, sèche, humide, chargée. Le malade ressent une forte chaleur à l'épigastre; quelquefois cette sensation est comparable à une brûlure; la soif est extrême; il demande continuellement à boire, et désire surtout les boissons froides. L'excrétion de l'urine est nulle; celles de la bile et de la salive sont souvent supprimées; le ventre est rétracté et collé contre la colonne vertébrale, surtout dans la dernière période de la maladie; mais, dans un grand nombre de cas, il présente un phénomène particulier que M. le Gallois et moi nous avons les premiers noté, je veux parler de la matité du son. Ce symptôme annonce qu'il y a dans les intestins une grande quantité de matières; cette différence est surtout remarquable lorsqu'on percute l'abdomen d'un individu atteint d'une fièvre typhoïde : chez celui-ci, la sonoréité est remarquable; chez le cholérique, au contraire, la matité est complète; nous avons fréquemment constaté ce symptôme sur un grand nombre de malades, en présence de nos confrères. La voix subit un changement singulier : elle devient faible, creuse, à peine peut-on l'entendre; la respiration est gênée, difficile, entrecoupée de hoquets, quelquefois même il y a menace de suffocation; les mains sont ridées, rétrécies, et ressemblent à celles d'une blanchisseuse après un jour de travail. Au milieu de ces grands désordres, la raison se conserve intacte, le patient répond juste aux questions qu'on lui adresse, et ce n'est que vers la fin de la maladie, qu'il paraît plongé dans une espèce de coma. La surdité a été observée dans quelques cas; dans les derniers momens le corps se couvre souvent d'une sueur froide et visqueuse; cette sueur est quelquefois liquide et abondante, d'autres fois épaisse et gluante.

Parmi cette multitude de symptômes, il

y en a qui méritent une attention particulière, et que l'on peut appeler caractéristiques; ce sont les évacuations alvines, les vomissemens, les crampes, l'altération de la face, la faiblesse du pouls, la lividité, le froid et la suppression de l'urine.

Comme dans les autres maladies, le choléra présente une grande variété de symptômes ; ainsi on observe quelquefois les évacuations alvines sans les vomissemens; les déjections alvines manquent, mais plus rarement; les spasmes n'existent pas toujours, ils se montrent de préférence chez les individus qui ont un système musculaire actif; dans la forme la plus dangereuse ils manquent généralement. Dans beaucoup de cas, les selles sont les premiers symptômes qui annoncent le choléra. A Varsovie, la maladie débutait fréquemment par une diarrhée *sui generis*, sans douleur dans le ventre. La quantité de liquide est quelquefois considérable, mais il n'y a rien de constant.

Un fait curieux, et qu'il importe de noter, c'est que les symptômes varient sous certaines influences; ainsi, par exemple, après la bataille d'Ostrolenka, l'épidémie, qui n'attaquait plus qu'un petit nombre de personnes, prit tout-à-coup une grande intensité; les malades ressentaient des crampes très-violentes, avaient des évacuations alvines sans vomissemens; souvent même il n'y avait aucune évacuation; ils se plaignaient d'un froid extrême, devenaient bleus, noirs, se couvraient d'une sueur visqueuse, colliquative, et expiraient en trois ou quatre heures. Cette remarque est d'un haut intérêt, parce qu'elle fait concevoir pourquoi telle méthode de traitement, qui a réussi pendant quelque temps, a besoin, à une autre époque, d'être modifiée, sinon changée.

On a remarqué que l'invasion du choléra avait lieu la nuit ou le matin; mais il y a à cette règle de nombreuses exceptions.

En général, les derniers momens sont tranquilles, et même, lorsqu'on ne distingue plus les battemens du cœur, les malades disent qu'ils se sentent mieux. Quelquefois, cependant, l'agonie est très-pénible, les patiens se roulent sur le plancher, et font entendre des hurlemens affreux; ces signes s'observent surtout chez les individus qui ont langui trois à quatre jours.

Dans la période avancée, la surdité, les tintemens, les illusions d'optique, la cécité et la dilatation des pupilles s'observent souvent.

Le choléra, comme les autres maladies, a été l'objet de divisions plus ou moins nombreuses; ainsi on a établi un choléra *asphyxie*, caractérisé par la violence des symptômes. Les malades périssent en deux ou trois heures, quelquefois même en une demi-heure. L'histoire du hulan de l'hôpital de Mienia en donne une idée assez exacte; nous croyons que le nom de choléra *foudroyant* lui serait plus applicable. On a appelé choléra de *congestion*, celui qui présente les symptômes les plus communs et les plus ordinaires. Enfin, on a fait une troisième espèce, d'une variété du choléra, dans laquelle on observe des signes d'excitation générale, et qui a la plus grande ressemblance avec le choléra-morbus des nosologistes, par son caractère et son traitement. Nous insisterons peu sur ces divisions; elles nous ont paru d'une application difficile dans la pratique; souvent, en effet, elles se fondent l'une dans l'autre, par des gradations insensibles; plus souvent encore elles sont modifiées par l'idiosyncrasie, le tempérament, les habitudes du malade, et par d'autres circonstances locales. Mais si ces divisions offrent peu d'intérêt pour la pratique, celle-ci, au contraire, retire de grands avantages de l'observation attentive des différentes périodes des maladies aiguës, depuis leur origine jusqu'à leur terminaison. Agir autrement, c'est rendre interminables les disputes sur les modes de traitement. L'étude des symptômes du choléra fait assez ordinairement reconnaître trois périodes distinctes : celle de torpeur ou d'oppression, celle d'excitation générale ou partielle, et la dernière de collapsus; lorsque ces périodes sont prononcées, elle conduisent à des indications thérapeutiques plus ou moins précises.

Le lecteur, qui vient de parcourir l'histoire des symptômes du choléra de Pologne, a dû être frappé comme nous de leur apparente ressemblance avec le choléra sporadique de l'Europe; mais le grand nombre d'individus frappés, la rapidité de la maladie, le mode de propagation, établissent des différences entre ces deux affections. Peut-être ne sont-elles dues qu'à l'intensité plus grande du mal; il n'en est pas moins constant qu'elles existent, et qu'elles attirent de suite l'attention du médecin qui a pu observer le choléra indien et le choléra de l'Europe. Cependant nous croyons que ces différences ne sont pas aussi tranchées qu'elles le paraissent, et dès-lors on conçoit toutes les indications qu'on peut tirer de ce rapprochement, pour la cure de la maladie; nous en parlerons à l'article du traitement.

LÉSIONS CADAVÉRIQUES.

Déja l'étude des symptômes vient de jeter quelque jour sur la nature du mal. Presque toutes les personnnes que nous avons vues atteintes par le choléra, ont accusé un sentiment de gêne, de malaise, une sensibilité exagérée, une sorte de tremblement, de la faiblesse, des tintemens d'oreilles, des vertiges, des éblouissemens et des défaillances. Ne sont-ce pas là bien évidemment les indices non équivoques d'une altération dans les fonctions du système nerveux? A ces premiers symptômes ont succédé d'autres désordres, annonçant le trouble des fonctions digestives; ainsi, les malades ont eu des nausées, des envies de vomir, des vomissemens de matières troubles, blanchâtres, incolores, et des déjections alvines plus ou moins semblables, autre phénomène non moins remarquable. De là, deux premiers faits : le dérangement de l'innervation et l'altération des fonctions des muqueuses intestinales. Demandons maintenant à l'anatomie pathologique les renseignemens qu'elle peut nous fournir, mais ayons soin de faire observer qu'elle n'est réellement utile qu'autant qu'elle s'appuie sur les symptômes, les causes et le traitement.

Avant de faire le récit des lésions anatomiques qui se sont présentées à notre observation, nous ferons deux remarques importantes : la première, c'est que les altérations sont souvent nulles ou peu appréciables dans le choléra foudroyant, et qu'elles n'offrent de résultats sensibles que lorsque la maladie a duré quelque temps; la deuxième, c'est que les produits morbides ne sont pas identiques dans toutes les épidémies de choléra, et qu'à Varsovie même ils ont, dans quelques cas, présenté des différences. Au reste, dans cette ville, l'épidémie a paru revêtir les mêmes caractères que celles qui ont été décrites par les docteurs Christie et Searle.

Les signes qui nous ont d'abord frappé sont la lividité de l'extérieur du corps et sa rigidité ; ils s'observent dans le plus grand nombre de cas. Voici, au reste, comme je m'exprimais sur les lésions des premiers cadavres ouverts par M. le Gallois et moi, dans une lettre écrite au docteur Jules Guérin, rédacteur en chef de la Gazette médicale, et lue le 2 mai à l'Académie des Sciences : « La tunique superficielle des intes-
« tins avait une couleur rosée ; le sang qui
« s'écoulait des vaisseaux était générale-
« ment liquide, abondant, noirâtre ; la
« rate était petite et molle, le foie dans
« l'état ordinaire ; la vésicule était remplie
« d'une bile noirâtre. L'estomac présen-
« tait des taches d'un rouge livide et des
« injections linéaires de même couleur ; il
« était rempli d'un mucus épais, d'un
« blanc jaunâtre, visqueux ; la membrane
« villeuse se détachait facilement. La por-
« tion supérieure de l'intestin grêle conte-
« nait une très-grande quantité de mucus
« épais, semblable à celui de l'estomac ; à
« mesure qu'on avançait dans l'intestin,

« ce mucus devenait plus blanc et plus « consistant ; quelquefois il prenait une « teinte jaunâtre. La quantité de la ma- « tière sécrétée était très-considérable. « Il y avait une injection partielle de l'in- « testin grêle, une tuméfaction des cryp- « tes (1) dans une assez grande étendue, « et quelques plaques d'un rouge plus ou « moins foncé ; sous le doigt, les intestins « faisaient éprouver une sensation d'empâ- « tement ; çà et là on distinguait quelques « petits corps sablonneux. On retrouvait « dans le gros intestin la matière blanchâ- « tre, épaisse et visqueuse, qui, par pla- « ces, avait un aspect purulent. Vers la « fin de l'intestin, cette matière ressem- « blait à de la purée. La vessie, contrac- « tée, légèrement injectée, offrait égale- « ment ce mucus blanchâtre, qu'on re-

(1) M. Dupuytren a le premier appelé l'attention des médecins sur les altérations de l'appareil sécréteur. On sait avec quel zèle ce grand praticien s'occupe, depuis plusieurs années, de tout ce qui est relatif aux maladies épidémiques.

« trouvait aussi dans les fosses nasales et
« dans l'œsophage; les poumons étaient
« engoués, le cerveau injecté, et d'une
« consistance plus molle que dans l'état
« normal; le sang était partout liquide dans
« les cavités splanchniques. »

Telles furent les premières lésions aperçues par nous; un plus grand nombre d'ouvertures nous permit de constater quelques différences. C'est ainsi que, dans beaucoup de cas, outre la matière crémeuse, blanchâtre, épaisse, nous trouvâmes un fluide séreux, trouble, aqueux, incolore, inodore, au milieu duquel nageaient assez fréquemment des flocons albumineux. Ces deux matières n'existaient pas toujours; elles manquaient dans plusieurs des observations que nous avons rapportées, ou ne se présentaient qu'en très-petite proportion. Le 13 juin M. Sédillot fit l'autopsie d'un individu mort du choléra. L'estomac et les intestins offraient les traces d'une violente inflammation. L'estomac contenait beaucoup de sang que, d'après les lésions observées dans le tube digestif, notre confrère n'a point hésité à regarder comme un résultat de la phlogose. Les veines abdominales étaient remplies d'un sang liquide, mais huileux. La vessie était fortement contractée et sans vestige d'urine. Il n'a point trouvé, du moins d'une manière apréciable, la matière blanchâtre qu'on rencontre si habituellement dans le canal digestif, ce qui tenait probablement à la violence de l'inflammation.

Dans la plupart des autopsies on remarque que les viscères, les tuniques et le système veineux abdominal sont remplis de sang. Les membranes muqueuses, le foie, les reins, les veines mésentériques, la veine-porte, le cœur, les poumons, le cerveau et la moelle épinière, sont les principaux siéges de cette congestion. Ce retrait considérable du sang à l'intérieur, ainsi que l'énorme quantité de matières rejetées ou contenues dans les intestins, que l'analyse a démontrées avoir à peu près les mêmes élémens que le sang, nous paraissent très-bien expliquer le froid de la surface et la cessation de la vie extérieure.

La matière blanchâtre, crêmeuse, opaque, visqueuse, dont nous avons constaté la présence dans le tube digestif, se retrouve aussi dans l'œsophage, dans les fosses nasales et dans la vessie. Dans plusieurs cas elle existe dans les divisions bronchiques. Chez les individus dont la mort a été rapide, ou qui n'ont pas eu de vomissemens et d'évacuations alvines, cette matière manque fréquemment.

La membrane muqueuse, qui offre ordinairement des traces d'injection et de phlogose, est souvent aussi blanchâtre. Dans plusieurs observations nous avons remarqué des plaques noirâtres d'apparence gangréneuse. Sans vouloir faire jouer ici à l'inflammation le premier rôle, on ne saurait se dissimuler que fort souvent elle ne vienne compliquer les accidens. La sécheresse de la langue, la soif extrême dont sont tourmentés les malades, les violentes douleurs d'épigastre, calmées par des applications locales de sangsues et parles bains; l'utilité de la saignée, lorsqu'il y a des signes de réaction, ne sont-ils pas de fortes présomptions en faveur de cette opinion ? L'épidémie de choléra-morbus décrite par Sydenham, et qui présente une si grande ressemblance avec celle que nous avons observée en Pologne, n'était-elle pas avantageusement combattue par les moyens adoucissans?

Les altérations pathologiques de la moelle épinière sont assez identiques : tantôt il existe une quantité notable de sérosité dans le canal médullaire, tantôt on y trouve un épanchement sanguin ou une exsudation gélatiniforme ; plus ordinairement les veines du rachis, les membres et la substance de la moelle sont fortement injectés.

Le foie a été trouvé volumineux chez plusieurs individus adonnés à l'ivrognerie ; mais dans un grand nombre de cas il paraissait peu ou point différer de l'état normal. La vésicule biliaire contenait souvent une bile verte, noire, épaisse ; dans cette épidémie, comme dans celle de l'Hindoustan, cette sécrétion n'avait point lieu, ou du moins ne s'observait que rarement. La turgescence du foie dans l'Inde et la grande quantité de bile contenue dans la vésicule, s'expliquent très-bien par l'influence de la chaleur qui exerce une action particulière sur l'appareil biliaire, comme l'atteste l'histoire de la plupart des européens qui vont aux Indes. L'absence de la bile ne tiendrait-elle pas à un spasme des conduits, ou, mieux encore, au mode de perversion des sécrétions des muqueuses; ces fluides morbifiques renferment d'après les analyses du docteur Christie, les élémens du sang, moins la fibrine; ils doivent donc enlever à la circulation d'utiles matériaux qui eussent sans doute servi à alimenter le foie et les reins, qui, dans le choléra, semblent bien évidemment ne plus remplir leurs fonctions.

Le mode d'altération de la vessie est presqu'invariable; ce viscère est contracté, plissé, caché sous l'arcade pubienne, et ne renferme point d'urine, tandis qu'on y observe la matière blanchâtre visqueuse, particulière aux intestins. L'histoire du sénateur B***, que nous avons rapportée plus haut, prouve que la vessie peut cependant contenir de l'urine; l'absence de ce fluide a également lieu dans les reins.

Le cœur, dans un grand nombre de cas, ne nous a point offert de changemens appréciables; quelquefois il était mou et flasque; les ventricules contenaient un sang noir, liquide; nous y avons aussi remarqué des concrétions polypeuses. Le cerveau est presque toujours gorgé de sang; les ventricules renferment quelquefois de la sérosité; on la retrouve aussi, dans plusieurs cas, à la base du cerveau.

Le sang, chez les cholériques, subit des changemens remarquables; il devient noirâtre, épais, visqueux, et forme souvent une masse compacte; il se sépare fort difficilement en sérum et en caillot. Lorsque la maladie a duré quelque temps, on ne trouve plus de sérosité dans le sang, tandis qu'au début il en contient une certaine quantité. La proportion de sérosité paraît évidemment diminuer avec les progrès du mal. Lorsque nous visitâmes l'hôpital de Mienia, il y avait plusieurs malades qu'on venait de saigner, nous remarquâmes que, chez le plus grand nombre, le sang bavait, coulait difficilement, s'arrêtait même, de sorte qu'on était souvent obligé de faire une seconde saignée ou de les mettre dans un bain; le sang avait une couleur noire, était visqueux, huileux, et en se refroidissant, il ne présentait point de coagulum. Dans les cadavres que nous ouvrîmes, nous remarquâmes également que dans les veines abdominales, où il se trouvait en abondance, il était visqueux, épais, noirâtre, et qu'en le mettant dans un vase, il se prenait en gelée. Cette densité et cette viscosité du sang ne sont cependant pas des phénomènes constans: chez plusieurs malades nous l'avons trouvé liquide, mais offrant la couleur brune. On a fait à Varsovie des analyses du sang, de la bile, de l'urine et des matières vomies; elles n'ont rien présenté de bien remarquable: l'urine contenait seulement moins d'eau et d'urée, et le sang beaucoup moins de sérosité. Le docteur Christie avait reconnu précédemment que la matière des vomissemens renfermait les élémens du sang, moins la fibrine. Le docteur Orton, dans son essai sur les maladies épidémiques de l'Inde, a écrit que le sang coagulait difficilement, quelquefois même qu'il ne coagulait point du tout. A Bombay et à Ceylan on a observé que le sang veineux et le sang artériel avaient les mêmes caractères physiques, et qu'il n'existait aucun indice de matière fibrineuse dans celui qu'on obtenait dans la saignée ; il avait même si peu de cohésion, que lorsqu'une émission sanguine était jugée nécessaire, on n'ouvrait les vaisseaux qu'avec la plus grande précaution, à cause de la difficulté qu'on éprouvait à arrêter le cours du sang. Plusieurs praticiens ont encore fait la remarque que le sang des cholériques, qui est habituellement brun, d'une couleur non naturelle et plus ou moins consistant, redevenait plus clair et moins épais à mesure qu'on en tirait une certaine quantité ; à l'aide de ce moyen, la circulation se rétablissait, et ne tardait point à se régulariser; ces résultats sont loin d'avoir été toujours observés, malgré l'heureuse terminaison de la maladie ; on a encore constaté que, dans les cas d'excitation, le sang présentait beaucoup moins d'altération que lorsque la prostration s'est montrée dès le début.

Avant de terminer ce qui est relatif aux lésions anatomiques, nous dirons quelques mots de celles qui ont été décrites par les docteurs Christie, Searle, Annesley, Mason Good, Burrel, Whyte, Orton et autres médecins distingués de la compagnie des Indes. « C'est dans la membrane muqueuse, gastro-entérique, dit « le premier de ces honorables praticiens, « que se rencontrent invariablement les « traces du mal. On y a toujours trouvé « plusieurs endroits couverts d'une substance blanchâtre, opaque et visqueuse, « qui était adhérente dans les intestins. « Cette substance remplissait une longue « étendue de leur cavité ; dans l'estomac et « dans quelques points des intestins on remarquait une sérosité fort abondante, soit « trouble, soit transparente ; parfois elle « était mêlée intimement à la matière visqueuse déjà mentionnée, d'autres fois, « celle-ci flottait par flocons dans le liqui-

« de. » Un autre médecin, le docteur Schnurrer, a signalé le sentiment indéfinissable d'empâtement des tuniques intestinales, que nous avons noté chez la plupart des sujets que nous avons ouverts. « Les intestins, dit-il, n'ont pas leur éclat accoutumé, ils sont très-flasques et extensibles; le tissu sous-muqueux est le siége des congestions sanguines, la muqueuse est ridée et pâteuse. » M. Searle, dans son excellent ouvrage sur le choléra, affirme qu'on trouve les organes intérieurs gorgés de sang; de grandes portions d'intestins sont quelquefois assez contractées pour qu'on n'y puisse introduire le doigt; l'estomac et les autres parties du digestif sont très-fréquemment enflammés, surtout quand la maladie a duré quelques jours, tandis que les traces de phlogose sont beaucoup moins sensibles quand les accidens ont été rapides. Le foie, le cœur et les poumons ont aussi, dans plusieurs circonstances, offert des signes d'inflammation. On lit dans l'ouvrage de Mason Good, que l'estomac et les intestins des individus morts au Bengale, contenaient une grande quantité de substance gélatineuse; il existait à la surface des organes une congestion légère ; le foie était considérablement augmenté de volume, par l'abondance de sang qui gorgeait les vaisseaux ; la vésicule du fiel était remplie d'une bile noire, épaisse ou liquide; la vessie était vide et enfoncée sous le pubis; les reins semblaient diminués de volume. A Bombay, les cadavres présentaient plus de vestiges d'extravasation et de congestion que ceux du Bengale. Tous les organes thoraciques et abdominaux offraient de petites ruptures de vaisseaux, ou une turgescence de sang noir; l'estomac et le foie étaient principalement affectés. A Ceylan, les lésions anatomiques ont présenté quelques différences; le cerveau était surtout l'organe congestionné, tandis que le foie paraissait dans l'état normal. Le docteur Davy a remarqué que, dans quelques cas, les muscles étaient d'une extrême flaccidité, comparable à celle des animaux tués par l'électricité ou morts de fatigue.

L'examen rapide que nous venons de faire des procès-verbaux d'autopsies consignés dans plusieurs ouvrages anglais, a suffi pour nous convaincre que si quelques épidémies se ressemblaient par leurs produits, d'autres, au contraire, présentaient des différences qu'il était intéressant de constater; elles nous donnent en effet l'explication naturelle de la variété des symptômes, et de l'inefficacité d'agens thérapeutiques dont les bons effets ont été reconnus à d'autres époques. Cette considération importante, sur laquelle nous n'avons cessé d'insister, particulièrement dans une lettre écrite de Varsovie le 23 juin dernier, à M. Esquirol, et insérée dans le numéro de juillet des Annales d'hygiène, sera plus tard l'objet de nouvelles réflexions.

Nous avons dit, au commencement de ce chapitre, que l'étude des symptômes nous portait à croire que le système nerveux était le premier frappé dans cette grave maladie, qu'il réagissait à son tour sur les muqueuses, et principalement sur les muqueuses intestinales, au moyen de l'appareil ganglionnaire. Dans un grand nombre de cas ce mode d'action du système nerveux sur le tube digestif a donné lieu à des inflammations plus ou moins vives. Il ne s'agit point ici de se faire le champion d'une doctrine, mais seulement de reconnaître un fait. L'histoire des lésions anatomiques que nous venons d'avoir sous les yeux, donne encore plus de poids à cette opinion. Si nous récapitulons les altérations les plus importantes et les plus constantes que nous ont présentées les nombreuses autopsies que nous avons été à même de faire, nous remarquerons d'abord que le cerveau était presque toujours gorgé de sang, qu'il y avait quelquefois de la sérosité dans les ventricules et à la base du cerveau. La moelle épinière et ses membranes étaient souvent injectées; la gaîne médullaire contenait de la sérosité, du sang ou une exsudation gélatiniforme. La muqueuse intestinale était blanchâtre, pâle; mais souvent aussi elle était injectée, offrait des plaques plus ou moins rouges, quelquefois d'apparence gangréneuse; elle était, dans quelques cas, amincie, et se déchirait avec une extrême facilité. Ses cryptes muqueux étaient développés. Enfin, le canal intestinal contenait une quantité plus ou moins considérable d'une matière ou concrète ou liquide, évidemment due à une perversion du mode de sécrétion des muqueuses. Voilà donc des altérations morbides qui confirment notre manière de voir, en même temps qu'elles prouvent également que le principe qui agit sur l'économie animale atteint d'abord le système nerveux, et réagit ensuite sur les muqueuses, et en particulier sur le canal alimentaire.

Mais de quelle nature est ce principe? Ici les opinions sont nombreuses et diverses; nous n'entreprendrons point de les discuter, parce que nous n'en admettons qu'une seule, celle qui attribue la maladie à un empoisonnement miasmatique. Comment, sans cette hypothèse, en effet, se rendre compte de ces morts rapides, instantanées, que tous les médecins ont observées dans l'épidémie de Varsovie? il est peu de praticiens qui n'aient vu périr des cholériques en deux, trois et quatre heures. Les rapports du bureau médical de Madras contiennent des observations de morts encore plus promptes ; c'est ainsi, par exemple, qu'à Hoobly et dans plusieurs autres lieux, on a recueilli des histoires d'individus atteints par la maladie lorsqu'ils marchaient; frappés comme d'un coup de foudre, ils vomissaient un peu, se plaignaient de vertiges, de surdité, de cécité, et expiraient en quelques minutes. M. Gordon a publié plusieurs faits de ce genre. Notre opinion sur l'empoisonnement miasmatique acquiert encore plus de vraisemblance, si nous examinons l'action des miasmes sur l'économie animale. Chez tous les individus sur lesquels elle s'exerce, il se manifeste une tendance à la prostration des forces; c'est aussi ce que l'on observe chez les personnes atteintes par le choléra. Mais avant de passer outre, il y a ici une distinction importante à faire, parce qu'elle explique pourquoi, dans des circonstances en apparence semblables, l'infection a lieu pour un individu, et n'a pas lieu pour les autres. Lorsque les miasmes sont dégagés, ils viennent baigner les corps environnans; par suite de leur impression, une ou plusieurs fonctions sont mises en jeu, probablement l'appareil pulmonaire et le système cutané; le résultat est l'absorption. Or, ce phénomène physiologique devant s'effectuer par une fonction, il est par conséquent subordonné à l'état de cette fonction, et sans doute aussi à la nature des miasmes. Cette explication montre encore, comme l'a très-bien dit M. Nacquart, pourquoi les circonstances propres à l'individu, étant elles-mêmes susceptibles de varier, tel individu peut être préservé de l'infection dans un temps, et la contracter dans un autre, et *vice versâ*. Elle fait aussi voir pourquoi un homme peut s'inoculer impunément, à une époque, le sang d'un cholérique, tandis qu'il ne tenterait pas sans danger la même expérience à une autre époque. L'action des gaz méphytiques est une nouvelle preuve en faveur de l'opinion que nous avons émise. Ces gaz, produits de la décomposition des matières animo-végétales, détruisent l'irritabilité du cœur. Chez ceux qui ont succombé à leur influence, le sang est fluide et noir ; il y a annihilation de la contractilité musculaire. Il est donc très-présumable que le principe du choléra, après avoir été absorbé par les poumons et la peau, agit en arrêtant les fonctions des nerfs ; transporté dans le système circulatoire, il y produit les différens effets que nous avons fait connaître dans l'histoire des symptômes ; en parlant du mode propagatoire de la maladie, nous reviendrons sur l'origine et la nature de ce principe. Ajoutons seulement que l'électricité doit jouer un rôle dans le choléra.

DIAGNOSTIC ET PRONOSTIC

DU CHOLÉRA-MORBUS.

Au premier coup d'œil, le diagnostic du choléra-morbus paraît peu difficile à établir. Comment se méprendre sur une maladie qui débute par un appareil de symptômes aussi effrayans? Si le choléra, en effet, se montrait toujours avec l'altération de la figure, l'insensibilité du pouls, le froid de la surface, la lividité des extrémités, la suppression de l'urine, l'absence de la bile, les vomissemens et les déjections blanchâtres ou troubles, il y aurait vraisemblablement peu de doute sur ses caractères, on pourrait tout au plus le confondre avec le choléra-morbus sporadique, comme nous l'avons vu faire plusieurs fois. Mais le choléra ne traîne pas toujours après lui ce cortége redoutable de symptômes; souvent il ne s'annonce que par une simple diarrhée, et cependant l'expérience a appris aux médecins anglais, que ce seul signe suffisait, dans les épidémies du choléra, pour reconnaître l'existence de la maladie. Quelquefois les vomissemens et les évacuations n'existent point; dans d'autres circonstances, les vomissemens, les évacuations alvines et les spasmes manquent, et l'on n'observe que des vertiges, des tintemens d'oreille et des défaillances. Il suffit d'avoir bien étudié la maladie pour être en garde contre ces erreurs, qui d'ailleurs, dans les épidémies, ne sauraient être de longue durée. Les symptômes qui résultent de l'empoisonnement pourraient faire croire à la réalité du choléra; mais, en interrogeant le malade et les assistans, on sait de suite à quoi s'en tenir; l'examen des matières vomies achèvera d'ailleurs de lever tous les doutes. La fièvre intermittente pernicieuse cholérique se rapproche beaucoup du choléra. Le premier, et quelquefois le second accès, n'offrent qu'une intensité médiocre.

Tout à coup, dans un nouvel accès, surviennent à la fois des vomissemens et des déjections fréquentes de matières altérées, de mauvais aspect, extrêmement abondantes, mélangées de divers liquides, mais offrant toujours une certaine quantité de bile érugineuse. A ces vomissemens et à ces déjections se joignent le hoquet, la raucité de la voix, l'enfoncement des yeux dans les orbites, l'anxiété épigastrique, de petites sueurs vers le front, la faiblesse du pouls, le refroidissement et la lividité des pieds et des mains, quelquefois l'impossibilité de faire le moindre mouvement, même pour vomir ou pour aller à la garde-robe. Mais ici le choléra-morbus n'est pas l'affection primitive; il n'est qu'un des symptômes de l'accès; il suit la fièvre comme l'ombre suit le corps, et disparaît dans l'intermission. La fièvre cholérique affecte plus constamment encore que plusieurs autres variétés, le type tierce; elle n'attaque point un grand nombre d'individus à la fois, ou elle se trouve bornée à certaines localités. C'est probablement l'analogie qui semble exister entre cette fièvre et le choléra-morbus de l'Inde, qui a porté plusieurs médecins anglais, et notamment M. le docteur Searle, à établir une comparaison entre le choléra et les fièvres intermittentes pernicieuses. Ce rapprochement est intéressant, en ce qu'il peut faire employer le sulfate de quinine dans le traitement du choléra. Nous ferons la remarque que, dans les fièvres intermittentes, la sensation de froid est fort différente de celle qu'on éprouve dans le choléra, quoiqu'il y ait dans les deux cas une injection bleuâtre. Les individus malades du choléra n'ont pas la conscience de ce froid; ils se plaignent d'une extrême chaleur, cherchent à se débarrasser de leurs couvertures, et demandent sans cesse à boire des liquides froids. Les personnes en proie aux fièvres intermittentes, sentent, au contraire, parfaitement la période de froid, et cherchent par tous les moyens possibles à se réchauffer. Enfin, le choléra-morbus sporadique se distingue du choléra épidémique, en ce qu'il est borné à l'individu qui en est atteint, tandis que celui-ci attaque des milliers d'hommes; en outre, dans le choléra de nos contrées, les évacuations sont bilieuses ou purement muqueuses et transparentes, et n'ont point l'aspect blanchâtre et opaque de la matière trouvée dans les intestins des individus qui ont succombé au choléra indien.

Dans les épidémies du choléra, comme dans toutes les autres, les médecins ont remarqué que les maladies revêtaient souvent les caractères de la constitution régnante. Ce fait a surtout été observé a Varsovie; beaucoup de personnes qui assuraient avoir eu le choléra n'en avaient présenté que quelques symptômes. M. le Gallois et moi, pendant le typhus dont nous faillîmes devenir victimes, nous eûmes un froid extrême qui persista douze heures; le pouls était très-petit, nous étions baignés par une sueur froide; les gardes qui nous soignaient ne furent rassurés que sur l'observation que nous leur fîmes, que notre maladie durait depuis quinze jours. J'ai eu la certitude que plusieurs personnes, qu'on avait fait mourir du choléra, avaient succombé à d'autres affections. Plusieurs médecins sont tombés dans cette erreur, qui ne peut être celle d'hommes instruits.

Dans une maladie où la mort est si prompte, où le nombre des victimes est si considérable, on prévoit d'avance combien le pronostic doit être grave. A l'apparition du mal, il faut s'attendre à de grands désordres; attaquant de préférence les individus soumis à l'influence des causes débilitantes, ses ravages sont affreux; mais peu à peu sa malignité s'affaiblit, le nombre des malades diminue chaque jour, l'espérance renaît, on annonce même que la maladie est terminée. Vaine confiance! Le monstre, véritable Protée, va se montrer sous une forme nouvelle, déjouer toutes les combinaisons, renverser tous les moyens de défense, et semer encore l'épouvante et la mort. Telle a du moins été la marche du choléra à Varsovie; trois fois nous le crûmes terrassé, et trois fois il se réveilla plus furieux et plus hideux. Nous avons dit que, dans les premiers jours, la mortalité était souvent effrayante; faisons bien comprendre notre pensée, de peur qu'on ne lui donne une autre interprétation, comme on l'a fait ailleurs. Lorsque la maladie paraît pour la première fois dans une ville, elle attaque çà et là des individus isolés, et semble d'abord sévir avec peu d'intensité; mais lorsqu'elle a reconnu les localités, choisi ses victimes, on voit tout-à-coup augmenter prodigieusement le nombre des malades. Cette époque est plus ou moins courte, elle peut être limitée à deux ou trois jours, quelquefois durer beaucoup plus long-temps. Toutes choses égales d'ailleurs, on doit redouter des suites désastreuses, lorsque le choléra se manifeste dans une ville où les causes de misère, de malpropreté et d'insalubrité sont réunies, et où la population est nombreuse et agglomérée dans des habitations étroites, malpropres, humides et mal aérées. Les ravages de l'épidémie, publiés dans les journaux, en frappant les esprits de terreur, contribuent également à lui donner beaucoup de gravité. Personne n'est plus partisan de la liberté de la presse que je ne le suis, mais si les journalistes pouvaient connaître la terreur générale qu'ont causée les bulletins officiels du choléra, ils chercheraient sans doute à diminuer cet effroi, en n'entretenant plus leurs lecteurs de ses progrès. On a observé, relativement à l'aliénation mentale, que tous les événemens politiques amenaient dans les maisons de santé et dans les hôpitaux un grand nombre de fous; la même remarque a été faite dans le choléra : tout ce qui agit sur l'imagination multiplie le nombre des victimes.

Si, de ces considérations générales, nous passons aux faits individuels, des observations d'un ordre moins élevé, mais plus essentiellement pratiques, vont nous guider dans notre jugement sur l'issue de la maladie. Lorsqu'un médecin est appelé près d'un individu atteint du choléra, s'il remarque que la figure est peu altérée, la peau chaude, le pouls régulier, les vomissemens et les évacuations alvines peu fatigans, les spasmes légers, il jugera que l'affection est peu grave ; son pronostic sera encore plus certain, si le patient est dans une position sociale qui lui permette d'exécuter fidèlement ce qu'on lui prescrit, et si des soins assidus peuvent lui être prodigués. Si, au contraire, la figure est profondément altérée, le froid général, le pouls insensible, la langue froide comme la glace, le corps couvert d'une sueur colliquative et visqueuse, la peau froncée à la paume des mains et à la plante des pieds, les extrémités livides, le pronostic est très-fâcheux. Dans quelques cas qui pourraient en imposer à un praticien peu exercé, les vomissemens, les évacuations alvines et les spasmes cessent en même temps, mais la faiblesse du pouls, le froid, la couleur livide, et l'expression de la face, décèlent le danger.

Quelle que soit la gravité des symptômes, lorsque la maladie doit avoir une terminaison heureuse, la peau se réchauffe, la transpiration se rétablit, les crampes diminuent, les vomissemens deviennent verdâtres, cessent; les selles reprennent leur couleur jaunâtre, exhalent une odeur fétide ; l'urine commence à couler, la figure est plus animée et plus gaie, le pouls se relève, et les forces augmentent de jour en jour.

Les Anglais, et en particulier M. Orton, ont observé, dans plusieurs épidémies, que les individus qui avaient des spasmes et des vomissemens d'une extrême violence, et dont la position paraissait désespérée, étaient ceux que l'on guérissait avec le plus de succès, tandis que, dans d'autres épidémies, les mêmes individus succombaient presque constamment. Cette remarque a également été faite à Varsovie.

On a encore observé que plus la matière des évacuations différait de l'état normal, plus le danger était grand ; l'absence de la bile dans ces évacuations est généralement regardée comme un mauvais signe. On considère comme un symptôme fâcheux l'odeur nauséabonde qui se dégage du corps des malades quelque temps avant de mourir. La plupart des vieillards, les individus épuisés par de longues maladies, affaiblis par des souffrances et des privations, périssent victimes du choléra; les enfans et les femmes y paraissent moins sujets, mais cette proposition, vraie pour les enfans, n'est pas aussi positive pour les femmes; J'ai sous les yeux deux états dressés par M. Janikowski, médecin de l'hospice de bienfaisance à Varsovie, qui offrent des résultats opposés; le premier, qui comprend la liste des malades entrés dans l'hôpital depuis le 20 avril jusqu'au 6 mai, présente un total de quarante-six individus, dont dix-huit hommes et vingt-huit femmes. Sur ce nombre, treize hommes et treize femmes sont portés à la colonne des guéris, cinq hommes et quinze femmes à celle des morts; à la colonne des observations, on lit que les malades attaqués du choléra dans l'hospice, étaient d'un âge très-avancé, excepté deux sœurs grises qui soignaient les malades, et six garçons de six à seize ans; ces huit individus ont parfaitement guéri. Le second état comprend les personnes tombées malades en ville; elles forment un total de onze, dont trois hommes et huit femmes; sur ce nombre, trois hommes et six femmes ont été guéris, et deux femmes sont mortes. M. le docteur Koehler, praticien distingué, m'a également assuré que dans les deux hôpitaux qu'il dirigeait, la proportion des deux sexes était à peu près la même. Suivant lui, l'erreur qui fait regarder le chiffre des hommes comme supérieur à celui des femmes, provient de ce que l'on porte en ligne de compte les militaires, tandis qu'on ne devrait faire le calcul que pour les personnes du civil.

Le choléra se termine fréquemment par la mort; les inflammations de l'estomac, des intestins, du foie et du cerveau, hâtent cette funeste catastrophe. Plus fréquemment encore, il se termine par la guérison, surtout quand des soins bien entendus ont été administrés dès le début de la maladie. Lorsque cette heureuse issue a lieu, on note, dans un grand nombre de cas, une crise favorable, qui est presqu'invariablement marquée par le sommeil ou par un mieux inaccoutumé. Aux Indes-Orientales on a consigné des histoires d'épidémies où le choléra marchait de concert avec les fièvres typhoïdes. Cette complication a été fréquemment observée dans les cas particuliers ; plusieurs de nous ont pu la constater dans les hôpitaux de Varsovie. On cite une épidémie qui se termina par des fièvres bilieuses malignes rémittentes. Dans quelques cas, nous avons vu les fièvres intermittentes succéder au choléra ; l'anasarque et l'infiltration des jambes ont été souvent notées vers la fin de la maladie. Ces phénomènes morbides accompagnent quelquefois la convalescence ; cette terminaison a surtout été observée dans l'hôpital du docteur Wolf, chirurgien très-distingué. A l'hôpital du camp, à Varsovie, on a signalé plusieurs faits de gangrène des extrémités. M. le docteur Kulesza, médecin de cet hôpital, a également fait la remarque qu'un grand nombre de convalescens avaient un œdème des jambes ; dans quelques cas rares il a aussi observé la gangrène des pieds. Le 3 juin il est mort, dans les salles de service du docteur Koehler, deux individus malades depuis cinq jours ; pendant les cinq dernières heures de leur vie, ils ont présenté des symptômes d'hydrophobie, et surtout une horreur prononcée pour l'eau. Ce symptôme a été noté par Kennedie, qui assure que dans le vrai choléra on l'observe quelquefois.

La durée de la convalescence varie suivant l'intensité des symptômes. Les personnes légèrement atteintes guérissent dans l'espace de vingt-quatre heures; chez d'autres la guérison a lieu en deux, trois et quatre jours. Elle se prolonge quelquefois jusqu'au dixième jour; dans d'autres cas elle est encore beaucoup plus tardive; dans les hôpitaux, elle est souvent fort longue. Ce résultat s'explique facilement par le manque de soins, et par les influences délétères auxquelles sont trop ordinairement soumis les malades des hôpitaux. On sent qu'il est impossible d'établir des règles fixes à cet égard. En général, on doit dire que la convalescence exige les plus grandes précautions; car on a reconnu que, dans cette période, des écarts de régime produisaient de nouveau la maladie.

Les rechutes ne sont pas très-communes, cependant elles ont lieu quelquefois; presque toujours elles paraissent dues à des imprudences. Un homme d'environ 50 ans tombe malade du choléra; guéri par les soins du docteur Enoch, il fait un repas copieux, les symptômes de la maladie se montrent pour la seconde fois; un régime sévère calma tous les accidens, et le retour à la santé fut parfait. Un médecin anglais, qui a long-temps pratiqué dans les Indes-Orientales, a été atteint à trois reprises différentes du choléra. Ce phénomène se remarque également dans le choléra-morbus sporadique. Un aide-de-camp de M. le maréchal Oudinot, duc de Reggio, m'a raconté qu'il en avait été pris deux fois après avoir bu, étant très-échauffé, des boissons froides.

CAUSES OCCASIONELLES

PRÉDISPOSANTES.

L'ATTENTION des gouvernemens et des médecins a dû naturellement se porter sur les causes qui paraissent favoriser le développement du choléra. L'histoire des épidémies nous apprend que c'est presque toujours à la négligence et à l'oubli des lois de l'hygiène, que ces affections ont dû leur intensité et leur violence. Bien convaincu de cette vérité, j'ai recueilli tous les renseignemens que j'ai pu me procurer sur la manière de vivre des Polonais; j'ai visité leurs demeures, étudié leurs mœurs, leurs habitudes, pris même en considération la forme de leur gouvernement; et, de cet examen, il est résulté pour moi la conviction que les progrès du mal tenaient presque toujours à la privation et à l'abus des choses de la vie. Nul doute donc qu'en éclairant le peuple par de sages conseils, en prenant les mesures propres à améliorer son sort, et en faisant des hôpitaux ce qu'ils doivent être, des asiles où les malheureux soient bien soignés et trouvent ce qui leur est nécessaire, on ne diminue considérablement les ravages du mal. Entrons dans quelques détails à cet égard.

Lorsque la maladie parut pour la première fois dans les rangs de l'armée polonaise, elle sévit surtout parmi les soldats fatigués par des marches pénibles, des bivouacs prolongés, presque toujours mal nourris, exposés aux intempéries des saisons, et ne tenant aucun compte des précautions hygiéniques; on remarqua qu'elle attaqua de préférence les régimens qui campaient entre deux montagnes, sur une prairie bourbeuse, et dont les hommes se nourrissaient de viandes de porc salé, et buvaient des eaux malsaines. Les journées qui précédèrent l'apparition du mal avaient été assez chaudes, le thermomètre avait marqué 19° et 20°; les nuits, au contraire, étaient fraîches et humides. Après le combat du 10 avril, qui fut long et acharné, les Polonais, échauffés par une marche forcée et par la durée de l'action, se jetèrent avidement sur cette eau bourbeuse, en burent jusqu'à ce qu'ils fussent rassasiés, et, dans la nuit du 12 au 13, plusieurs d'entre eux étaient déjà morts. Quand le choléra se manifesta à Modlin, les soldats étaient logés dans des lieux voisins de cloaques, et on leur avait distribué la viande pour quatre jours, à une époque où les chaleurs étaient très-grandes.

Le genre de vie des soldats polonais doit les prédisposer aux maladies épidémiques. Du pain bis, souvent mal cuit, de la viande salée, beaucoup de charcuterie, un usage immodéré d'eau-de-vie de grain, du linge sale, des excès, une extrême indifférence pour leur santé, de la malpropreté, des campemens dans des lieux humides et marécageux : voilà, certes, plus qu'il n'en faut pour rendre compte de l'invasion du choléra.

Le passage continuel des troupes, l'évacuation intempestive des cholériques de Praga, ne tardèrent point à infecter Varsovie. Bientôt quelques malades furent amenés dans les hôpitaux. Les premiers que nous reçûmes appartenaient généralement à la basse classe; leurs conditions étaient misérables et leurs besoins extrêmes; ils habitaient des rues étroites, malsaines, et principalement situées sur les bords de la Vistule. Il est impossible, à moins de les avoir visitées, de se faire une idée de leurs demeures : bâties la plupart en bois, très-petites, remplies d'immondices, quelquefois même construites sur des cloaques exhalant une odeur infecte, encore humides des inondations du fleuve, telles étaient la plupart des habitations dans lesquelles nous pénétrions. Ajoutez à toutes ces causes de mort, l'encombrement des habitans, mal vêtus, mal nourris, hors d'état de se soigner, et l'on concevra très-bien pourquoi, dans nos visites, nous trouvions ces misérables demeures remplies de morts et de mourans. Nous n'oublierons jamais que la veille de notre maladie, nous fûmes chargés par le comité central d'examiner une de ces maisons désignées comme un foyer d'infection. A peine avions-nous mis le pied dans son enceinte, que nous fûmes frappés de l'odeur fétide qui s'en exhalait. Quatre cadraves de cholériques gisaient dans cet affreux séjour; nous donnâmes l'ordre de les enlever sur-le-champ, et nous fîmes fermer la maison. Les habitations des juifs surpassent encore celles des chrétiens en malpropreté. Ce sont presque toujours de petites maisons en bois, étroites, obscures, sales, qu'on ne balaye jamais, et dont les chambres, très-basses, couvertes de plusieurs pouces d'ordures, n'ont souvent d'autre ouverture que celle de la porte. C'est dans de semblables lieux que sont entassés sept, huit, dix, douze individus, et souvent même plus; à peine ont-ils la place de se remuer. Ces malheureux ne se lavent point, portent un bonnet gras qu'ils ne quittent jamais, se peignent très-rarement, et seulement pour faire leurs tresses de côté; ils n'ont point de linge blanc, et se nourrissent fort mal; souvent même ils s'imposent des réductions dans leurs alimens, pour payer les impôts. C'est ce qui est arrivé à Lowicz et à Kolo, où la maladie, surtout dans cette dernière ville, a été très-meurtrière parmi les juifs. Les cérémonies de leur religion contribuent également à multiplier pour eux les causes d'insalubrité; nous ne citerons qu'un seul fait entre beaucoup d'autres : lorsqu'une personne meurt dans une famille juive, les parens sont obligés de rester six heures par jour la partie postérieure du corps nue sur la terre. Cette cérémonie dure une semaine; pendant tout cet espace de temps ils ne peuvent sortir de la chambre, et sont astreints à un jeûne très-rigoureux. Les demeures des paysans polonais l'emportent de beaucoup en malpropreté sur les habitations des villes. Il faut avoir vu cet amas informe de cabanes, auxquelles on donne le nom de villages, pour se figurer la misère profonde de ceux qui les habitent. Ouvertes à tous les vents, exposées aux injures du temps, horribles de puanteur, elles font reculer le voyageur le plus déterminé.

Malheur à lui, si la nécessité l'oblige d'y pénétrer; il est à l'instant dévoré par des myriades d'insectes. Heureux encore si la faim ne le contraint pas à recourir à ses hôtes.

On voit déjà, par ce que nous venons d'exposer, que la misère est une des principales causes occasionelles du choléra-morbus; continuons et examinons l'influence des habitations dans cette cruelle maladie; mais, pour s'en faire une idée exacte, il faut connaître leur disposition et leur arrangement; c'est dans ce but que nous allons dire quelques mots de la topographie de Varsovie.

Cette ville est bâtie dans une belle plaine, sur un terrain de première formation, qui s'est successivement recouvert de sable et de terre végétale. Sa population est d'environ quatre-vingt mille individus, y compris vingt-cinq à trente mille juifs; elle est séparée du faubourg de Praga par la Vistule, qui, pendant l'hiver et les hautes eaux, est très-large, et se rétrécit considérablement pendant l'été, en laissant à découvert de vastes étendues de sable, et des endroits bourbeux et pleins d'immoudices, surtout sur les bords de la Vistule. L'élévation de Varsovie au-dessus de Praga est remarquable : quand on la regarde de la rive droite elle paraît dominer toutes les campagnes. Cette ville n'a qu'une bonne source; les eaux qu'on puise dans les autres endroits ont en général un goût fade, sont lourdes, d'une digestion difficile, souvent même on est obligé de se servir de celle des puits. Les étrangers ne peuvent la boire crue; ils sont forcés de la mélanger pour la rendre potable. Varsovie est beaucoup plus longue que large, et irrégulièrement construite; sa circonférence est d'environ trois lieues. Elle est divisée en ville ancienne et ville nouvelle; les quartiers récemment bâtis, tels que ceux du Nouveau-Monde, de la banque et des environs du palais de Saxe, sont larges, bien aérés, composés de maisons fort propres, et habités par des individus qui jouissent tous plus ou moins d'une certaine aisance. Dans la vieille ville on compte aussi plusieurs beaux quartiers, ce sont les environs du palais Krasinsky, la rue du Miel, la place du Palais, la rue de l'Arsénal, etc.; mais à côté de ces belles constructions se trouvent une multitude de rues étroites, tortueuses, sales et dégoûtantes. Nous insistons sur cette division, parce qu'il est de notoriété publique qu'on n'a observé qu'un très-petit nombre de cas de choléra dans les nouveaux quartiers, surtout dans celui du Nouveau-Monde, et en général dans les rues larges, bien ventilées et composées de maisons grandes et spacieuses, tandis que c'est sur le littoral de la Vistule, dans les rues basses, étroites et humides, dans les lieux malpropres, que la maladie a fait le plus de victimes. Les maisons, et principalement celles de la classe pauvre, sont des réceptacles d'immondices; ces ordures sont amoncelées dans les cours et les greniers, et fort souvent on ne les enlève qu'au bout de deux ou trois mois; de chaque côté des rues coule un petit ruisseau en forme d'égout, recouvert en bois. Ces espèces de cloaques répandent presque toujours une odeur plus ou moins fétide; cette odeur est surtout sensible le matin et le soir; elle était souvent si désagréable, que j'étais obligé de marcher au milieu de la rue. Rarement ces égouts sont-ils nettoyés; du moins, pendant tout le temps que j'ai habité Varsovie, ne l'ont-ils presque jamais été? L'opération du curage exige d'ailleurs certaines précautions. L'administration d'un hôpital de la ville, ayant fait nettoyer un égout qui existait dans l'établissement, il se dégagea une très-grande quantité de miasmes infects. Presqu'aussitôt plusieurs individus de la maison furent atteints du choléra. On remarqua que cette terrible maladie enleva presque tous ceux qui étaient faibles et épuisés par de longues suppurations. Si les immondices des maisons y restent si long-temps par la négligence des propriétaires, celles des rues sont loin d'être régulièrement enlevées; elles ont même fréquemment servi à combler les barricades qui, dans un grand nombre d'endroits, incommodaient beaucoup les habitans, par les émanations qui s'en exhalaient; les procès-verbaux de notre commission sont pleins de réclamations qui nous étaient journellement adressées pour remédier à ce grave inconvénient.

La situation de Varsovie, sur un plateau élevé, l'expose à des changemens brusques de température, auxquels contribuent puissamment les immenses forêts dont elle est environnée, surtout du côté de Praga. A chaque instant il s'élève de grands vents qui sifflent avec violence, et rasent le pays sans qu'aucun obstacle les arrête. Ces variations atmosphériques, qui se succèdent souvent dans la même journée avec une extrême rapidité, obligent les habitans à se vêtir chaudement. Presque tous portent leurs manteaux avec eux, et lorsqu'ils aperçoivent un étranger légèrement couvert, ils l'avertissent des dangers qui le menacent; si l'on marche un peu trop vite, si l'on fait une longue course, on est bientôt en transpiration; tout-à-coup souffle un vent froid pénétrant qui vous glace. Aussi observe-t-on dans les hôpitaux et dans la ville, les pneumonies, les pleurésies et les catarrhes. Quelques mois avant notre arrivée, il y avait eu une espèce d'épidémie de grippe ; pendant notre séjour nous avons eu l'occasion de voir la fièvre nerveuse. Elle attaquait principalement les médecins et les personnes de la classe aisée ; plusieurs docteurs envoyés par le comité polonais en ont été atteints : M. le Gallois et moi nous en avons été dangereusement malades ; MM. Collet, Hugon, Michaud en sont morts. La constitution médicale n'est pas la même toutes les années, mais ici il ne doit être question que de ce que j'ai observé ; j'ai noté avec soin, jour par jour, l'état météorologique pendant les mois de mai et de juin ; voici quelques-uns des résultats que je n'ai point voulu trop multiplier, pour ne pas fatiguer l'attention. Pendant plusieurs jours du mois de mai, le temps a été superbe et chaud ; ces belles journées ont été brusquement remplacées par des orages, de la neige et de la grêle ; le thermomètre, qui était à 16, 17, 18 degrés, n'a plus marqué que 3 degrés au-dessus de zéro. Le 28, le 29 et le 30 mai, le temps a été extrêmement variable ; le 28 il y a eu un fort orage, la chaleur était étouffante ; le 29, au contraire, le froid était très-intense ; le matin il n'y avait pas plus de 7 degrés au-dessus de zéro, à midi le thermomètre s'est élevé de plusieurs degrés. Le 1er juin il est tombé de l'eau, le temps a été alternativement chaud, lourd et froid ; le thermomètre a beaucoup varié ; ces mêmes influences atmosphériques ont été observées pendant les jours suivans. Le 7, le temps a été couvert ; le matin il y avait 7 degrés ; à midi il est tombé une pluie abondante, et le thermomètre s'est élevé à 13 degrés. A trois heures, la chaleur était étouffante, l'après-midi le temps était très-froid ; mêmes changemens, même état météorologique jusqu'au 15. Le temps a été fort beau pendant plusieurs jours ; le 16 il y avait à midi 20 degrés de chaleur. Nous ne pousserons pas plus loin cet examen ; ce que je viens de rapporter suffit pour donner une idée de la variabilité et de l'inconstance de la saison. Ces brusques changemens de température m'ont conduit à faire une remarque curieuse : chaque variation atmosphérique amenait dans les hôpitaux un plus grand nombre de cholériques, mais si l'état de l'atmosphère restait quelques jours stationnaire, la maladie ne faisait plus de progrès. Les grandes chaleurs, l'air chaud et humide, les orages, les passages rapides du chaud au froid, augmentaient beaucoup la proportion des malades; elle restait ensuite la même jusqu'à ce qu'il y eût un nouveau changement.

Déjà nous avons constaté que la misère, la malpropreté, les habitations basses et étroites, les rues sales, obscures et voisines des eaux, les changemens instantanés de température, étaient de puissans auxiliaires du choléra-morbus; étudions maintenant l'action de la nourriture, des vêtemens, des habitudes, des hôpitaux et des causes morales.

La nourriture des habitans aisés est forte, substantielle, et surtout excitante. Leur table est couverte de mets particuliers, inconnus dans nos pays, dans lesquels il entre beaucoup de viande de porc; ils font surtout usage de salade de concombres. Les vins sont chauds et capiteux ; les plus usités sont ceux de Hongrie, de Champagne et du Rhin. Les repas sont copieux et fréquens. L'alimentation du peuple consiste en un pain bis et lourd, en eau-de-vie de grain, en viandes et harengs salés, en fromage du pays, et en une pâte dont la digestion est très-difficile. Sa boisson se compose d'une petite bière d'assez bon goût, mais souvent pleine de lie. Beaucoup de paysans, et même d'artisans, ne boivent que de l'eau. Mais ici il faut encore établir une distinction entre les chrétiens et les juifs. Si les alimens des premiers sont lourds, indigestes, au moins ils peuvent assouvir leur faim, tandis que les juifs n'hésitent point à retrancher quelque chose de leur nourriture pour subvenir à des dépenses imprévues ou acquitter des impôts. Ainsi, ces malheureux, qu'on pourrait appeler la *matière première* des épidémies, aux prises avec l'infortune, trouvent encore les moyens de raffiner sur elle. Telles sont les causes pour lesquelles la mortalité a été si considérable chez eux.

En Gallicie, où le nombre des victimes a été très-grand, on a fait la même remarque.

Dans un pays où les variations de température sont fréquentes, rapides, instantanées, où le froid est très-rigoureux, le pauvre cherche comme le riche à se préserver des intempéries des saisons. Il ne tire point, comme lui, ses fourrures de la Russie ou de l'Amérique, il les demande aux troupeaux qui l'environnent. Une peau de mouton, voilà son manteau ; mais cette peau, il la conserve des années, et jamais il ne la lave. Lui-même il croupit dans la malpropreté. Travailler et boire, voilà les deux grands actes de sa vie. Pourquoi rendrait-il son sort plus heureux? n'est-il pas l'esclave de son seigneur? possède-t-il un pouce de la terre qu'il cultive? ne faut-il pas qu'il laisse à son maître tout le fruit de ses travaux? Si, par un privilége rare, il peut abandonner le sol qui l'a vu naître, quels avantages obtiendra-t-il de porter ailleurs son indigence? ne peut-il pas tomber dans des mains plus impitoyables? L'habitant des villes est encore plus à plaindre que l'homme des champs; car ce dernier, il faut au moins que son maître le nourrisse, tandis que l'autre, abandonné à lui-même, ne sait souvent où reposer sa tête. Cette misère des classes pauvres donne l'explication de leur malpropreté, qui est quelquefois si grande, qu'elle se décèle par les odeurs les plus nauséabondes.

La privation des choses nécessaires à la vie et la rigueur des saisons, ont produit le le désir des liqueurs fortes. De là ce goût pour l'eau-de-vie, si généralement répandu dans le Nord; de là aussi l'ivrognerie. D'un côté, alimentation mauvaise, vêtemens malpropres; de l'autre, boissons irritantes: certes, voilà de nouvelles causes non moins propres à favoriser le développement du choléra. En Russie, comme en Pologne, les dangers qui résultent de l'abus des liqueurs fortes ont frappé tous les médecins observateurs. Le frotteur de l'hôtel où nous demeurions, ivrogne d'habitude, rentre le soir très-échauffé; il demande plusieurs verres d'eau, qu'il avale coup sur coup, et va se coucher. Le lendemain on le trouva mort. A l'ouverture, nous reconnûmes les lésions précédemment indiquées. Trois bouchers sont dans un cabaret, ils s'y livrent à tous les excès, boivent jusqu'à ce qu'ils soient ivres; on les rapporte chez eux privés de raison. Quelques heures s'écoulent, bientôt tous les symptômes du choléra fondent sur ces imprudens; ils marchent avec une extrême violence, et, dans l'espace de quatre heures, tous les trois expirent.

Les écarts de régime, la nourriture trop succulente, les indigestions, les crudités, les marches longues et pénibles, un refroidissement subit, lorsque le corps est échauffé, contribuent également au développement du choléra-morbus. Un officier entre un soir dans un café, il y prend successivement neuf glaces; à minuit il ressent les premiers symptômes du choléra; le lendemain matin il était gravement malade.

Les individus qui se livrent à la débauche, en général tous ceux qui font des excès; les personnes épuisées par des maladiès, de longues suppurations, faibles, cacochymes, et les vieillards, succombent en peu de temps.

Le choléra ne s'est guère montré que chez les adultes; on l'a cependant observé chez des enfans de trois ans et chez des vieillards de quatre-vingts ans. Les cholériques avancés en âge étaient en grande partie juifs. Les sexes n'ont point paru l'un plus que l'autre prédisposer à la maladie. Tous les médecins du comité central m'ont affirmé qu'ils n'avaient point remarqué que le choléra fît plus de victimes en ville parmi les hommes que parmi les femmes. L'état qui nous a été donné par le docteur Janikowsky, médecin de l'hospice de bienfaisance, semblerait même prouver que la proportion des femmes est quelquefois plus considérable que celle des hommes.

Le séjour des hôpitaux exerce une assez grande influence sur le développement du choléra-morbus. Nous avons rapporté plusieurs faits qui le démontrent. L'encombrement des malades, la rareté des médicamens, le manque de soins, devaient nécessairement produire ce résultat. Lorsque nous visitâmes l'hôpital du camp, nous le trouvâmes dénué de tout; point de lits, point de médicamens, point d'infirmiers, à peine de la paille; aussi la mortalité fut-elle effrayante. Mais en France, où d'importantes améliorations ont été apportées au régime des hôpitaux, où des administrateurs éclairés, des médecins instruits sont placés à la tête de ces établissemens, nous croyons qu'ils seront, au contraire, d'un grand secours pour les malheureux.

Jusqu'ici nous avons étudié l'influence des causes physiques occasionelles sur le développement du choléra-morbus, disons quelques mots des causes morales. Tous les praticiens ont signalé l'action des passions oppressives sur les populations. La peur, qui grossit tout, est sans contredit celle dont la puissance est la plus redoutable; elle plonge les esprits dans un morne abattement, et les prédispose à contracter la maladie régnante. C'est la peur qui a fait périr dans plusieurs villes de l'Europe des personnages de distinction. Tel individu qui brave impunément la mort, lorsqu'il l'envisage sous les formes connues, en est, au contraire, frappé d'épouvante quand elle a quelques chose d'insolite. Le péril qu'on attend effraie beaucoup plus que le péril présent, parce que l'imagination inquiète exagère et dénature les choses. Les médecins qui ont traité de la peste, de la fièvre jaune et des typhus, ont regardé la peur et les craintes auxquelles l'esprit humain ne saurait se soustraire, comme les principaux propagateurs des épidémies. Plusieurs même prétendent que ces affections de l'âme suffisent pour en occasioner le développement. Nous ferions une longue liste des autorités qui ont reconnu que s'il était possible de soustraire les habitans d'une ville ou d'une contrée aux influences morales qu'ils reçoivent continuellement des progrès d'une épidémie, de la perte de leurs amis, de leurs parens, et des dangers qui les menacent, la mortalité serait infiniment moindre. Varsovie et l'armée démontrent de la manière la plus positive qu'une grande exaltation morale neutralise les ravages des épidémies. Malgré les contacts multipliés des Polonais avec les Russes, malgré les rapports continuels de la ville avec le camp, la mortalité, comme l'ont remarqué tous les médecins, a été peu considérable parmi les Polonais, tandis que l'armée ennemie, qui n'était pas soutenue par les mêmes motifs, a fait des pertes énormes. A Jassy, à Bucharest, où l'effroi était général, les victimes tombaient par milliers, et ces populeuses cités ont été converties en de vastes solitudes. On se rappelle encore le tableau déchirant des malheurs de Tiflis, tracé par M. Gamba. La peur avait rompu tous les liens moraux, le mari abandonnait sa femme, le père ses enfans ; on eût dit des sauvages qui ne s'étaient jamais connus. L'exemple de Varsovie peut fournir une indication précieuse. Dans le cas où le choléra-morbus viendrait à se manifester en France, il ne s'agirait donc que de détourner l'attention publique, et l'on a mille moyens de le faire.

Si l'on a suivi avec soin les faits contenus

dans ce chapitre, on a dû se convaincre que toutes les causes débilitantes physiques et morales favorisaient le développement du choléra-morbus, et que ces causes, agissant principalement sur la classe malheureuse, devaient faire parmi elle un très-grand nombre de victimes. C'est, en effet, ce que nous avons observé à Varsovie, et si quelques exceptions ont servi de prétexte pour affirmer le contraire, un homme qui a vu, qui était sur le théâtre de l'épidémie avant même qu'elle parût, qui l'a observée le premier, doit être cru lorsqu'il avance un fait, de préférence à ceux qui n'ont jamais quitté leur cabinet, surtout lorsque cet homme a abandonné sa femme, son enfant, son établissement, pour secourir d'héroïques infortunes, et être utile à son pays. On nous cite sans cesse l'exemple de Saint-Pétersbourg; mais sait-on comment vivent les seigneurs russes? A-t-on été admis dans leur intimité? Eh bien! j'ai appris de la bouche même d'ambassadeurs, que le genre de vie des Russes les prédispose singulièrement aux maladies épidémiques; d'ailleurs, n'avons-nous pas signalé plusieurs causes qui agissent spécialement sur les gens éclairés. Jusqu'à la bataille d'Ostrolenka, la mortalité n'avait eu lieu que dans la classe pauvre. Après ce combat glorieux pour la Pologne, mais funeste dans ses résultats, la maladie atteignit les hautes classes, parmi lesquelles elle fit plusieurs victimes. Terminons ce chapitre par une remarque importante : lorsque les foyers d'infection sont très-multipliés, les miasmes se répandent de toutes parts ; ceux qui avaient d'abord échappé à leur action, continuellement soumis à leur contact, finissent par en éprouver les effets, et après avoir long-temps résisté, ils succombent à leur tour aux atteintes du mal. L'intensité, dans ce cas, dépend presque toujours d'une réunion plus ou moins nombreuse de causes locales.

P.S. La topographie de Vienne, dont notre ami le docteur Sichel vient de donner un extrait dans la Lancette française, donne le plus grand poids à notre opinion. (*Voir* le n° du 8 oct. 1831.)

MODE DE PROPAGATION

DE LA MALADIE.

Faits relatifs à la contagion et à la non-contagion. — Opinion sur ce sujet. — Marche du choléra-morbus en Pologne.

Une maladie qui depuis 1817 a parcouru tant de milliers de lieues sans qu'aucun obstacle l'arrêtât, qui a constamment suivi les armées, les caravanes, les vaisseaux, peut sans doute être favorisée dans son développement par les causes que nous avons énumérées dans le chapitre précédent, mais doit avoir dans son mode de transmission une cause bien autrement active et d'une nature toute différente. Un coup d'œil jeté sur la route qu'elle a parcourue, prouvera la vérité de cette assertion.

Fréquent en tout temps dans l'Inde, le choléra-morbus y devint épidémique en 1813, y exerça de grands ravages en 1817; jeta de 1819 à 1820 quelques brandons à

Bourbon, à l'Ile-de-France, à Bassora, dans la Mésopotamie, dans la Syrie; traversa la Perse en 1823, pour s'étendre aux rives de la mer Caspienne; enfin, après avoir sévi dans différentes localités pendant les années intermédiaires, il arrive à Boukara (Asie centrale) au printemps de 1829; de là, il passe à Orembourg, et ravage le territoire de cette ville pendant la dernière moitié de cette année et les premiers mois de 1830. Au printemps suivant il est à Tauris, vers les limites septentrionales de la Perse; en juillet et août, à Tifflis, en Géorgie, à Astrakan (embouchure du Volga): il occasione une affreuse mortalité dans ces différentes villes, enlève plusieurs milliers d'habitans à Tifflis, fait périr de vingt à vingt-deux mille personnes dans le district d'Astrakan, s'étend à droite et à gauche dans les provinces limitrophes, et, remontant le cours du Volga, il atteint Moscou le 28 septembre 1830.

Ainsi, dans sa marche générale, et malgré des différences énormes de latitudes, de climats, de mœurs, de salubrité, de police, le choléra-morbus a parcouru quarante-six à quarante-sept mille lieues carrées en moins d'une année et demie, et rasé en deux mois trois cent cinquante lieues de pays, distance comprise entre Astrakan et Moscou.

Ces faits sont attestés par des hommes qui diffèrent d'opinions, de caractère, d'intérêt, de pays même; par des négocians, par des médecins, par des diplomates, qui tous peuvent imprimer à leurs assertions un caractère officiel, ou du moins authentique. Ce sont MM. Gamba, consul de France à Tifflis, lord Heytesbury, ambassadeur d'Angleterre à Saint-Pétersbourg, le comte Zakeruski, ministre de l'intérieur en Russie, et spécialement chargé par l'empereur de l'exécution des mesures sanitaires. Ces renseignemens, puisés aux sources les plus pures et les plus variées, ont été communiqués au conseil supérieur de santé, dans sa séance extraordinaire du 12 novembre dernier.

Le choléra-morbus fera-t-il cet automne ce qu'il n'a jamais fait depuis treize ans? S'arrêtera-t-il en Moscovie, pour ne point aller au-delà? Les journaux de Saint-Pétersbourg, du 30 octobre dernier, nous apprennent que déjà il s'est étendu au nord de Moscou à Jaroslaff, et que, tournant à l'ouest, il a gagné Rybensk, plus rapproché encore de la capitale. Le froid l'éteindra-t-il? Le froid a-t-il éteint cette maladie depuis treize ans qu'elle parcourt l'Asie? L'a-t-il éteinte en 1829 à Orembourg? On oublie trop facilement que la mémorable peste qui décima la population de la Valachie et de la Russie, de 1769 à 1771, fut importée comme l'épidémie qui nous occupe, et continua à sévir pendant trois hivers, et spécialement pendant celui de 1771, qui cependant fut très-froid. Beaucoup d'inhumations avaient été faites; néanmoins au printemps suivant quatre cents cadavres furent encore trouvés dans les maisons. Ainsi, lorsque les maladies des pays chauds sont importées dans le nord, elles ne sont pas toujours anéanties par l'hiver rigoureux de ces contrées.

Le choléra-morbus gagnera-t-il la Pologne, l'Allemagne, et enfin la France?

Ce fléau, né dans l'Inde, à déjà de beaucoup dépassé les latitudes septentrionales de Paris et des principaux états de l'Europe. Rien n'ayant arrêté sa course ascendante vers le nord, rien, à plus forte raison, ne devra l'entraver, s'il vient jamais à redescendre vers des climats qui favoriseront davantage son développement.

Tel était le langage que nous tenions à l'illustre Académie des Sciences, dans sa séance du 22 novembre 1830. Depuis, nos tristes prévisions ne se sont que trop réalisées. Le 10 avril de cette année, M. le Gallois et moi nous reconnaissions la maladie dans l'armée polonaise; le 19 elle était à Varsovie. Dans l'espace de trois mois elle avait successivement envahi les routes de Cracovie et de Posen, et régnait dans ces deux villes; en septembre elle était arrivée à Berlin et à Vienne; peut-être sera-t-elle encore plus près de nous lorsque cet ouvrage paraîtra.

Quelles que soient les opinions que l'on admette, il est un fait qui domine tous les autres, c'est l'importation de la maladie par les grandes réunions d'hommes. Tout-à-l'heure nous verrons, en effet, que les Russes traînaient après eux le choléra, et qu'ils l'ont donné aux armées polonaises. Il semblerait dès-lors naturel de conclure que le système de la contagion est le seul admissible, le seul qui fournisse une explication raisonnable de sa marche depuis Calcutta jusqu'à Berlin; mais à côté de ce premier fait, capital sans doute, se grouppe une multitude d'autres faits qui jettent de l'indécision dans l'esprit, et ne permettent point d'émettre une opinion exclusive comme l'ont fait plusieurs écrivains; citons quelques exemples. M. Chovot tenait à Varsovie l'hôtel de l'Europe, dans lequel il y avait aussi un très-beau café où venaient chaque jour plusieurs centaines de personnes, presque toutes appartenant à l'armée. J'habitais cet hôtel avec M. le Gallois et plusieurs autres médecins français; ceux qui logeaient ailleurs s'y réunissaient à diverses heures du jour. Nous étions presque tous attachés à des salles de cholériques, aucun ne quittait ses habillemens d'hôpital. Liés avec la plupart de ceux qui fréquentaient la maison, nous leur prenions la main, nous conversions long-temps avec eux, ils respiraient notre haleine, touchaient nos vêtemens, et cependant, dans l'espace de plus de trois mois que j'ai demeuré dans cet hôtel, je n'ai pas entendu dire qu'un seul individu ait été atteint du choléra. Plusieurs de nos amis avaient peur de la maladie, ils ne cessaient de nous en parler; malgré cette disposition, ils n'en ont point été attaqués; quelques-uns d'entre nous allaient beaucoup dans le monde, et jamais l'on n'a appris que des personnes des maisons où ils étaient reçus, fussent tombées malades. J'ai touché des centaines de cholériques, j'ai respiré leur haleine, je me suis coupé dans les dissections; M. le Gallois a ouvert un assez grand nombre de cadavres, s'est piqué plusieurs fois, et a examiné beaucoup de cholériques; les docteurs Jannichen de Dresde, Foy (1),

(1) Auteur d'un Cours de pharmacologie, ou Traité élémentaire d'histoire naturelle médicale, de pharmacie et de thérapeutique de chaque maladie en particulier, suivi de l'art de formuler en latin et en français, 2 vol. in-8°. Paris, 1831.

Pinel et Vérat, de Paris, se sont courageusement inoculé le sang d'un individu infecté, ils ont goûté des matières vomies, et cependant personne n'a été incommodé. Comment se fait-il que les médecins qui soignent les malades dans les hôpitaux, que les infirmiers qui vivent continuellement avec eux, que les parens, les amis d'une personne attaquée en ville du choléra, n'en soient point affectés? Je n'ignore pas qu'il faut une certaine prédisposition pour contracter la maladie ; mais pourquoi, parmi tous les individus que je viens de citer, aucun n'offre-t-il cette prédisposition? Si, d'ailleurs, la maladie était contagieuse, comme l'entendent les exclusifs, pourrait-elle cesser en sept jours, ainsi que le prouve le fait suivant, attesté par M. Allardice, chirurgien du 34e régiment de Sa Majesté Britannique aux Indes-Orientales?

Le 21 septembre la maladie parut parmi les sodats, et fit de grands ravages avant la nuit. Le 25 elle était considérablement diminuée, et trois jours après elle avait disparu. Les troupes du Bengale et de Madras, stationnées à Nagpore, furent attaquées par le choléra vers la fin de mai 1818; le 10 juin il tomba une grande quantité de pluie, et l'épidémie cessa aussitôt.

Comment concilier la contagion immédiate avec une disparition aussi brusque de la maladie? Sont-ce là les lois habituelles des affections contagieuses? Ajoutons qu'on n'avait pris aucune précaution pour se garantir du mal. Il n'est donc pas surprenant que la majorité des auteurs anglais regarde la cause éloignée de cette singulière maladie comme étant encore inconnue. Ainsi, l'on ne peut dire d'une manière positive, dans l'état de la science, que le choléra est contagieux. Les raisons alléguées pour expliquer son action par un principe contenu dans l'air, sont-elles plus concluantes? Je les suppose vraies; dans ce cas, la maladie ne devrait pas marcher du centre à la circonférence; elle devrait suivre constamment le cours des vents ou du soleil, et obéir à une puissance météorologique quelconque, tandis qu'on la voit suivre les lignes de postes, et marcher à la recherche de l'espèce humaine, souvent en opposition directe avec toutes les influences atmosphériques. Le choléra, dit sir Gilbert-Blane, dans ses remarques sur la lettre de M. Corbyn, s'est montré à un degré également violent dans toutes les saisons de l'année; on l'a observé depuis 40° et 50° jusqu'à 90° et 100° du thermomètre centigrade. On l'a vu régner par des pluies qui duraient plusieurs mois, et par un temps sec, qui laissait à peine un vestige de végétation à la surface de la terre; il s'est manifesté au milieu des plus fortes moussons, sans pénétrer dans des districts que leur position insalubre rendrait plus propres à en être atteints; il a paru et disparu à toutes les époques de la lune et dans tous les états d'électricité, en mer comme sur terre. M. Corbyn l'a vu sévir sur des Lascars au mois de janvier, lorsque le temps était très-froid.

Le docteur Ranken a attribué la cause du choléra aux changemens soudains de température, à l'humidité du sol, à la pesanteur de l'atmosphère, joints aux mauvaises récoltes de riz ou d'autres grains ; mais on a prouvé que le choléra avait été observé dans les lieux froids et secs, aussi bien que dans les quartiers humides, et qu'il avait quelquefois cédé aux changemens brusques de la température. Enfin, les grains dont se nourrissent les Indiens dans ces saisons humides, sont souvent le produit de l'année précédente, qui peut avoir été très-sèche et très-belle.

Si nous recueillons maintenant les observations qui paraissent prouver que la maladie dépend primitivement d'un mauvais air produit par la décomposition des matières animales et végétales, rendue plus prompte et plus active par la chaleur, l'humidité et le voisinage des eaux, la masse des faits qui surgira de tous côtés donnera à cette dernière proposition un degré bien grand de vraisemblance. Le 14 août 1829, le fils de M. Day, instituteur à Clapham, âgé de 33 ans, jouissant d'une santé parfaite, fut tout-à-coup pris de vomissemens violens, d'évacuations et de spasmes. Il tomba dans un état comateux, et mourut trois heures après l'invasion de l'attaque. Le 26, sur vingt-deux enfans qui étaient à l'école, vingt présentaient des symptômes analogues. La matière des vomissemens était généralement sans couleur et inodore; celle des évacuations alvines était pâle, consistant en un mucus quelquefois ordinaire, quelquefoispurulent, et légèrement teint de sang. Chez tous ces malades, la prostration était extrême, et le pouls si faible qu'on pouvait à peine le sentir; la peau était froide; dans le plus grand nombre de cas, les facultés intellectuelles étaient saines. Ces accidens graves furent combattus par les stimulans et les opiacés; on appliqua sur le ventre des sinapismes, et l'on administra ensuite de fortes doses de calomel et d'opium. Les parens, effrayés d'un pareil événement, ayant retiré leurs enfans de l'école, ceux-ci se rétablirent dans l'espace d'une semaine. On soupçonna d'abord qu'il y avait eu empoisonnement; mais les chimistes ne purent découvrir la plus petite parcelle de substance vénéneuse. La cause de cette maladie semblait enveloppée dans une profonde obscurité, lorsqu'on apprit qu'une fosse d'aisance, dont la situation n'était pas bien connue, avait été ouverte accidentellement, en travaillant à la terre, un ou deux jours avant l'apparition du choléra. Les immondices en avaient été jetées dans un jardin attenant à la cour de récréation, et le dégagement des miasmes avait indubitablement déterminé la maladie. (*Extracted from the London medical Gazette of August*, 1829.)

Le docteur Henderson rapporte que, tandis qu'il était attaché au 13ᵉ régiment d'infanterie légère, ce régiment, dans une de ses marches, campa, en décembre 1825, avec les 38ᵉ et 47ᵉ, sur un terrain humide, près Patnago. Dès le grand matin, un officier du 13ᵉ fut attaqué, et mourut en quelques heures; un autre, du 47ᵉ, partagea le même sort, et la maladie devint générale dans la division; en vingt-quatre heures, quinze à vingt hommes étaient morts. Le lendemain, le corps se porta sur une hauteur, à un mille et demi de distance, et, depuis ce moment, on n'observa plus d'exemples du choléra dans l'armée. (*Cholera, its nature, cause and treatement By Charles Searle*, 1830.) M. Chapman raconte que le 1er et le 8e régiment d'infanterie légère, étant en marche pendant les mois de février, mars, avril et mai, aucun cas de choléra ne parut parmi les troupes, jusqu'au moment où elles campèrent dans un lieu où il y avait beaucoup d'eau stagnante : en quelques heures quatorze Cypaïes avaient les symptômes les plus graves du choléra. Le commandant, pendant le reste de la marche, évita de bivouaquer dans des endroits semblables, et l'on remarqua que dans l'espace de trois mois il y eut à peine trois cas de choléra. (*Report of the medical Madras Board. p.* 282.)

Ces trois exemples, auxquels nous pourrions en ajouter beaucoup d'autres, suffisent pour faire penser que le mauvais air et le voisinage des eaux, jouent un grand rôle dans la production du choléra-morbus. Ce qui s'est passé à l'armée polonaise depuis le 10 avril, époque à laquelle la maladie s'est montrée pour la première fois, jusqu'au 28 ou 29 mai, donne quelque poids à cette opinion ; mais il y a de plus ici le grand fait du contact des Russes.

Après la bataille du 31 mars, la première division d'infanterie, commandée par le général Rybinsky, composée des 1er, 2e, 5e, 6e régimens de ligne, 5e de chasseurs à pied, 3e, 4e, 5e de hulans, vint camper sur un marais dont l'eau était très-bourbeuse; elle séjourna huit jours dans cet endroit. L'état-major faisait venir de fort loin une eau de bonne qualité, mais qui avait une saveur métallique ; la cavalerie poussait souvent des reconnaissances : deux circonstances que nous avons notées, parce qu'elles ont eu bien évidemment une certaine influence, le corps d'officiers n'ayant point été atteint par la maladie, et la cavalerie en ayant moins souffert que l'infanterie. Le 10 avril, une partie de cette division fut engagée sous Siedlce, contre le corps de Pahlen II, qui paraît avoir été réellement infecté par le choléra. Après l'action, ces troupes revinrent à leur premier bivouac, et, en arrivant, elles burent avidement de l'eau bourbeuse du marais. Pendant les divers campemens, les journées furent chaudes, il y eut 19° à 20° de chaleur; les nuits, au contraire, étaient fraîches et humides. Dans la ville on trouvait quelques alimens, mais en général on se nourrissait de viande de porc salé. Le 12, l'armée quitta Latowicz, pour se porter par Kuflew et Ceglow, sur Kaluszyn. Le 13, en passant à Kuflew, on reçut un premier rapport d'un médecin, annonçant la mort subite de six soldats, après quelques heures de souffrances. Ces hommes faisaient partie de la première brigade, qui avait pris deux étendards et fait beaucoup de prisonniers. Près de Minsk, les accidens se multiplièrent, et, le 15, lorsque nous nous rendîmes au camp, M. le Gallois et moi, il y avait déjà cinquante morts. On a remarqué que la plupart des malades avaient des effets d'équipement pris sur l'ennemi. La deuxième brigade, qui n'avait point été engagée sous Siedlce, n'eut le choléra qu'à une époque plus éloignée; elle ne perdit aussi qu'un plus petit nombre de sujets. Le 5e régiment de ligne, qui n'avait point marché au feu, fut le dernier atteint par le choléra; mais bientôt le nombre des malades y devint considérable, principalement dans le bataillon placé au bas de la colline sur laquelle ce régiment était campé. Il est, au reste, certain que la proportion diminua beaucoup dans le 1er et le 5e de ligne, qui bivouaquaient sur une colline assez élevée, auprès d'un courant d'eau limpide. Les excellentes mesures sanitaires ordonnées par le comte Lubiensky, qui commandait la brigade, ne contribuèrent pas peu à amener cet heureux résultat. Ce général fit faire des baraques pour les malades, établit des médecins de garde, se procura de bons médicamens, et se montra très-sévère sur la qualité des vivres; toutes les provisions détériorées étaient jetées; le soldat mangeait de bon pain, de la viande saine, et buvait, matin et soir, un petit verre d'eau-de-vie.

A une époque plus éloignée, la division Rybinsky, entièrement purgée de ses malades, campa dans les environs de Kuflew, sur un terrain où les Russes avaient été battus. Plusieurs cadavres étaient encore étendus sur la terre ; parmi ceux qu'on avait enterrés, il y en avait beaucoup qui ne l'étaient qu'à demi. A la suite de ce campement, les soldats, déjà sous l'influence des premiers miasmes, virent de nouveau le choléra se manifester dans leurs rangs ; cent cinquante hommes de ce corps furent attaqués ; onze moururent ; mais la maladie cessa bientôt de faire des progrès, parce qu'on s'éloigna du lieu malsain : la convalescence fut rapide. Enfin, la division s'étant portée, vers la fin du mois de mai, à Tycocin, située sur les bords de la Supias, un engagement sérieux eut lieu avec les Russes ; le choléra se montra dans la division pour la troisième fois ; il fut encore moins grave que les deux premières.

On ne saurait contester dans ce cas l'influence du mauvais air et du voisinage des eaux, mais seulement comme auxiliaire, parce qu'il est hors de doute, d'après cet historique, que les Russes ont introduit en

Pologne le choléra, et que, par leur contact avec les Polonais, ils leur ont transmis cette funeste maladie. Chose remarquable : le contact n'a eu lieu, dans une circonstance, qu'avec des morts et des effets de morts, et cependant la division a pris le choléra ! Déjà le comité central de Varsovie, dans son rapport au ministre des affaires étrangères, disait qu'on avait recueilli quelques observations qui semblaient démontrer que la maladie se communiquait en touchant des cadavres de cholériques. Ajoutons encore quelques faits aux précédens : les tailleurs de l'armée, au nombre d'environ deux cents, s'adjoignent un certain nombre de Russes, et la maladie se déclare presqu'aussitôt parmi eux. Les prisonniers russes sont disséminés dans plusieurs villes et villages, et l'apparition du choléra coïncide avec leur arrivée dans ces divers lieux.

Tout ici se réunit en faveur de la contagion ; mais les faits que nous avons cités plus haut, démontrent que les choses sont loin de se passer toujours de même. La maladie a donc des phases de férocité, où elle immole tous ceux qu'elle approche, tandis qu'à d'autres époques elle n'attaque que ceux qui sont prédisposés. Pendant mon séjour à la quarantaine de Stzralkowo, sur les frontières de Prusse, M. Faweski, précepteur d'un des fils du grand duc Constantin, m'a raconté que les populations du Caucase avaient échappé quelque temps à la fureur de l'épidémie, en se réfugiant sur les montagnes, mais que ces retraites, qu'on croyait inexpugnables, avaient été atteintes à leur tour. Pendant qu'il était dans cette partie de l'empire Russe, il fut témoin de l'anecdote suivante : Un cocher qui voyageait à longues journées, se sent indisposé; il entre dans la maison de poste voisine, se couche, et meurt avec tous les symptômes du choléra. Les personnes qui l'avaient soigné deviennent successivement malades, et meurent; le prêtre qui l'avait assisté dans les derniers momens, éprouva lui-même les atteintes du mal. Le grand duc Constantin, auquel M. Faweski communiquait ces détails, lui répondit qu'il avait reçu un rapport sur cette affaire, et que la maladie ne s'était point bornée aux personnes précitées, mais qu'elle avait encore gagné les soldats qui étaient en garnison dans l'endroit. M. Faweski a observé, dans d'autres circonstances, qu'on pouvait impunément toucher un cholérique sans en ressentir la plus légère incommodité.

Il y a donc dans cette question d'immenses difficultés, qui, selon toutes les probabilités, ne sont pas encore près d'être résolues? Mais il reste toujours un fait que les systèmes ne peuvent détruire, c'est que les classes pauvres sont les premières attaquées, que les gens aisés le sont beaucoup plus rarement, en bien moins grand nombre, proportion gardée, et qu'ils ont des chances de guérison plus nombreuses. J'ai lu avec attention ce qu'on avait écrit sur ce sujet, et j'ai vu que ceux qui affirmaient le contraire, semblables à tous les hommes qui veulent faire prévaloir une opinion, s'empressaient de grouper des faits isolés, et de les présenter comme des règles positives. C'est ainsi, par exemple, qu'à Varsovie la mort du sénateur B*** a fait dire que les classes riches n'étaient pas plus épargnées que les autres, tandis que la veille les mêmes hommes convenaient que les pauvres en étaient spécialement attaqués. A Saint-Pétersbourg, la mort du général Langeron, qui avait soixante-quinze à soixante-seize ans, et depuis dix ans une affection du foie, a fait imprimer aussitôt que tout le monde succombait. Quand bien même les individus de la classe aisée seraient attaqués par le choléra, ne sont-ils pas également sous l'influence des causes prédisposantes? la peur, les maladies, les chagrins, les épargnent-ils plus que les autres?

En résumé, je pense que : 1° l'origine de la maladie paraît être primitivement le mauvais air produit par la décomposition des matières animales et végétales, rendue plus prompte et plus active par la chaleur, l'humidité et le voisinage des eaux; 2° ce mauvais air, se répandant dans les lieux habités par les hommes, agit sur eux comme un poison subtil, et détermine le choléra chez ceux qui sont prédisposés à le contracter; 3° cette prédisposition dépend de la faiblesse, des excès, des écarts de régime, des marches longues et forcées, de la violation des lois de l'hygiène, de la crainte, et en général de toutes les causes débilitantes; le nombre d'hommes qui se trouvent dans cette cathégorie est immense; 4° la maladie, une fois déclarée, s'attache à l'espèce humaine, la suit dans ses grands mouvemens et ses retraites; évidemment secondée par les causes occasionelles qui lui donnent plus ou moins d'intensité, elle devient probablement contagieuse lorsqu'il y a encombrement; 5° les individus atteints du choléra sont un foyer d'émanations miasmatiques pour les hommes robustes qui vivent avec eux, mais qui n'ont pas de prédisposition, et ces derniers, quoique bien portans, peuvent à leur tour, par les effluves qu'ils dégagent, devenir un foyer d'infection pour ceux qui les approchent. Enfin, dans un grand nombre de cas, la maladie paraît n'être point de nature contagieuse, puisque de tous ceux qui entourent les cholériques, aucun n'en est attaqué.

En terminant ce chapitre, il ne sera point

sans intérêt de dire un mot de la marche du choléra en Pologne. Ce fut par l'angle sud-est de ce royaume que la maladie pénétra. Elle se dirigea au nord-ouest, en suivant la ligne des communications et des mouvemens militaires dont le but était Varsovie. Elle se manifesta d'abord dans la forteresse de Zamosc le 26 mars, et atteignit Lublin vers la fin du même mois, après avoir infecté une multitude de villages. Le rapport du commandant de Zamosc portait que la maladie était mortelle chez la plupart des individus, et qu'elle n'épargnait ni âge, ni sexe, ni condition. Il faut néanmoins faire observer que la situation de cette forteresse est très-insalubre, et qu'il y règne tous les ans des épidémies de fièvres graves. Ces renseignemens ne parvinrent que fort tard, d'ailleurs la maladie avait été méconnue. Presque à la même époque, elle existait à Brzescie. fait prouvé par les dépositions des officiers russes prisonniers au palais de Bruhl, et par celles des soldats détenus à Praga, qui tous nous attestèrent qu'ils avaient reçu l'ordre de tourner cette ville, et de ne pas s'y arrêter, s'ils étaient obligés de la traverser. Le 1er avril, tous les hôpitaux de Siedlce étaient encombrés de soldats russes attaqués du choléra. Le 15 la maladie fut reconnue pour la première fois dans l'hôpital de Mienia, où l'on avait transporté les individus qui en avaient été atteints après l'affaire du 10 avril. Son existence fut également constatée le 16 à Praga, parmi les quatre cents malades qui étaient déposés dans le lazaret. Les relations obligées de ce faubourg avec la rive gauche de la Vistule, et surtout l'immense population refoulée des campagnes vers la capitale, par tous les maux d'une guerre dévastatrice, firent traverser le fleuve à la maladie, qui se manifesta, du 19 au 20 d'avril, dans les hôpitaux et dans plusieurs quartiers de Varsovie. Après avoir infecté la capitale, le choléra ne tarda point à franchir ses limites; le 26 avril il était à Sochaczew et dans plusieurs villes et villages circonvoisins; le 5 mai il avait gagné Lowicz, où la mortalité fut assez considérable. A Kolo, où il parut pour la première fois le 5 juin, il fit périr plus de deux cents personnes en moins de quinze jours. Le 8 juillet il atteignit Konin, et les gazettes prussiennes nous annoncèrent son entrée le 16 à Posen. Cette propagation du choléra-morbus par les grandes routes est véritablement remarquable. Nous l'avons vu parcourir le chemin de Varsovie à Posen, et plus tard celui de Posen à Berlin; nous allons le voir descendre par la route de Cracovie, en Autriche. Le 24 mai sa présence est reconnue à Radom, le 8 juin à Biala, et, le 31 mai, une lettre d'Opatow apprenait qu'il faisait d'affreux ravages dans cette ville; Sandomirz, Stolonica, etc., ne tardent point à en être infectées, et vers le milieu de juillet il avait atteint Cracovie. Le 16 mai la maladie régnait à Plock, et le 20 elle existait à Pultusk, à Ostrolenka, à Lomza et à Tycocin. Elle avait envahi Augustowo, sur la frontière de la Prusse orientale. Ainsi le choléra, qui paraît avoir été introduit en Pologne dans les premiers jours de mars, était déjà disséminé vers le milieu de juillet, après quatre mois et demi révolus, dans toutes les parties de ce royaume. (*Voir* la carte.)

ACCLIMATEMENT. — INTENSITÉ DE LA MALADIE.

En examinant la marche du choléra-morbus depuis Calcutta jusqu'à Berlin, chacun se demande avec inquiétude s'il pénétrera en France. Tous les jours on m'adresse cette question, à laquelle je ne puis faire de réponse satisfaisante. Par quel heureux privilége, en effet, un fléau que les déserts, les chaînes de montagnes, la barbarie, la civilisation n'ont point arrêté, respecterait-il la ligne fictive de nos frontières de terre, où un homme peut avoir en même temps un pied sur le sol français et l'autre sur le territoire étranger? Berlin et Vienne, défendues pied à pied, n'ont pu empêcher le choléra d'entrer dans leurs murs; comment parviendrions-nous à prévenir un pareil résultat, nous surtout, dont les villes sont si malpropres et si mal percées? Je souhaite ardemment de me tromper; mais je crains bien qu'il ne soit pas en la puissance des hommes de détourner le cours de la maladie. Ce triste événement a d'ailleurs été prévu depuis long-temps. Voici comme s'exprimait, au mois d'octobre 1822, M. le docteur Cornish, dans une lettre datée de Trabiz en Perse : Le temps est clair, froid et beau; la population est disséminée, les villes sont éloignées, et cependant le choléra fait ici des ravages presque aussi grands qu'aux Indes-Orientales; que sera-ce quand il aura gagné les cités populeuses de l'Europe? Mais laissons cette première question, si affirmativement résolue par les médecins des Indes-Orientales, de la Russie, de l'Allemagne et de la France, et abordons une seconde question non moins importante : La maladie, une fois établie dans un pays, y reste-t-elle? ou bien, semblable à la peste, à la fièvre jaune, s'éloigne-t-elle lorsqu'elle a assouvi ses fureurs? Voyons ce qu'il s'est passé dans les différens pays où elle a pénétré depuis son départ; la réponse se trouvera dans cet examen.

En 1817, le choléra éclate dans le delta du Gange. Ses effets meurtriers s'étendent, en 1818, sur une surface beaucoup plus vaste. Pendant le cours de 1819, il parut dans une foule d'endroits très-éloignés les uns des autres, et où son germe semblait détruit depuis plusieurs mois. En 1820, il reparut de fort bonne heure dans la présidence du Bengale. En 1821, il exerçait de nouveau ses ravages dans les endroits qu'il avait déjà dévastés. En 1822, ses progrès furent moins grands dans la présidence de Calcutta. En 1823, son irruption commença au mois de mars à Calcutta, et se communiqua promptement aux cités voisines. En 1824. le choléra se montra dans cette ville en février; ses progrès devinrent plus puissans en avril et mai. Depuis cette époque, il n'a cessé de se réveiller toutes les années. Il résulte donc de ce tableau, que le choléra-morbus a régné dans l'immense territoire de la présidence du Bengale depuis 1817 jusqu'en 1830, ravageant successivement ses différentes parties, diminuant presque toujours aux approches de la saison froide, et se ranimant dès les premières chaleurs.

Le choléra, qui, pendant 1817, avait ravagé le Bengale et les provinces septentrionales de l'Hindostan, pénétra dès le printemps suivant dans la péninsule Indienne, et s'y montra constamment depuis, excepté pendant les années 1825 et 1826. Transporté du delta du Gange à Bombay en 1818, il s'est perpétué dans cette présidence depuis cette année jusqu'en 1830, pendant une période de quatorze ans. A la même époque il a commencé à se propager dans les immenses régions de l'Asie centrale comprises entre le 10° parallèle méridional et le 40° septentrional, et les 90° et 126° méridiens. Le grand système de navigation intérieure de la Chine lui a permis de se répandre très-rapidement parmi les peuples qui couvrent cet immense empire. Introduit dans les ports du golfe Persique, par leurs relations avec Bombay, il a traversé le territoire persan du sud au nord, et l'a dévasté pendant cinq irruptions, de 1821 à 1830. La Syrie n'a pas été plus épargnée. Dans ces contrées il a désolé une foule de lieux qui gisent dans le voisinage ou au milieu de districts pierreux et sablonneux, et sous l'influence d'une atmosphère privée d'humidité. Enfin la maladie a pénétré quatre fois des régions de l'Asie orientale jusque sur le territoire Russe. En présence de pareils résultats, les théories sont bien futiles; mais, si l'expérience nous démontre que la cruelle maladie ne quitte plus, au moins pour un certain temps. les endroits où elle s'est introduite, il nous est permis d'espérer que ses ravages seront moins considérables en Allemagne, en France, en Angleterre, et dans tous les pays où les lois de l'hygiène sont en vigueur, à moins toutefois que la peur ne s'empare des esprits. Quelqu'effrayé que l'on soit des progrès du mal, il est impossible de ne pas voir que le fléau, jusqu'à présent, n'a exercé ses fureurs que parmi des nations esclaves et malheureuses. L'Hindostan, l'Asie centrale, la Chine, la Perse, la Syrie, la Russie, ne peuvent être comptées parmi les nations où le sort des hommes excite la moindre sollicitude. La famine, la misère, l'ignorance et la superstition, se réunissent pour aggraver les malheurs de leur position. Dans nos pays, où tout le monde est persuadé de l'importance des mesures qui concernent la salubrité publique, nul doute que les gouvernemens et les particuliers ne se secondent mutuellement pour faire disparaître toutes les causes qui pourraient servir d'aliment au fléau destructeur; et nul doute aussi qu'en se conformant de bonne heure aux lois de l'hygiène, on ne neutralise les ravages du mal. Déjà des commissions sanitaires viennent d'être créées dans tous les quartiers de Paris. Quand bien même, par l'éloignement du fléau, leurs travaux n'atteindraient pas le but qu'on s'est proposé, ils rendraient toujours d'importans services, en contribuant à l'assainissement et à la propreté de la capitale.

MESURES SANITAIRES.

Le choléra ayant été importé par les hommes dans l'immense majorité des lieux où il s'est manifesté, il paraît naturel de conclure que l'isolement et la séquestration des individus contaminés ou suspects, est la première mesure que l'on doit adopter. Si l'on raisonne d'après ce principe, l'établissement des cordons sanitaires et des lazarets se présente comme une conséquence naturelle de l'importation. Mais, en faisant cette concession aux anciennes idées, afin qu'aucun reproche ne nous soit adressé en cas d'événement malheureux, il faut dire ce que nous entendons par cordons et lazarets, ce que nous pensons de leur utilité, quels ont été leurs résultats et la confiance qu'on peut avoir en eux.

L'expérience qu'on a faite jusqu'à présent des cordons ne leur paraît point favorable. La Russie, à l'apparition du fléau, forme d'immenses lignes militaires; malgré ces mesures de défense, il pénètre dans une foule d'endroits; Moscou et Saint-Pétersbourg ne sont pas plus épargnées que les autres villes ; et cependant les précautions extraordinaires prises dans la capitale de l'empire Russe, prouvent qu'on s'attendait à voir la maladie s'avancer vers la ville, et franchir l'espace de soixante lieues qui la séparait des endroits infectés. Mais, objecte-t-on, il ne faut point attribuer les progrès de la maladie à l'insuffisance des cordons, mais plutôt à la fatale mesure qui fit tirer du gouvernement de Koursk et du pays des Cosaques du Don, un corps d'armée destiné à entrer en Pologne. Les provinces d'où venaient ces troupes avaient été ravagées par le choléra pendant tout l'automne de l'année dernière ; et l'on sait que c'est par de pareils mouvemens de troupes que le choléra a été porté d'une extrémité à l'autre de l'Hindostan, et qu'accompagnant les armées anglaises dans leur marche, il s'est propagé du Gange à l'Indus, et du cap Comorin aux pieds des monts Himalaya. L'on ajoute : les pertes éprouvées par les Russes dans la campagne contre les Polonais, ont nécessité l'envoi de plusieurs corps tirés des cordons qui préservaient Saint-Pétersbourg, et c'est à cette détermination que l'on doit l'entrée du fléau dans la ville. Je ne discute point la valeur de ces explications ; je vais plus loin, je les admets, parce que mon éloignement du théâtre de la maladie est un argument puissant contre tous mes raisonnemens. Mais maintenant j'aborde les événemens qui se sont passés sous mes yeux ; je ne discute point des hypothèses, c'est sur des faits que j'ai observés, que je parle.

A peine la révolution polonaise a-t-elle éclaté, que la Prusse et l'Autriche environnent ce malheureux pays d'un cordon de troupes, qui, pour n'être pas sanitaire, n'en est pas moins rigoureux. C'est à travers des haies de soldats que M. le Gallois et moi nous nous frayons un chemin dans le grand duché de Posen. Les voyageurs qui arrivent par la Silésie et l'Autriche, sont arrêtés à chaque instant; ils ne dépassent les frontières polonaises qu'avec d'extrêmes difficultés. La surveillance la plus active est exercée de toutes parts. La Pologne est traquée comme une bête fauve. Jamais cordon n'a été plus sévère, et néanmoins, à peine trois mois se sont écoulés depuis l'apparition du choléra dans l'armée polonaise, que déjà il a franchi toutes les lignes prussiennes et autrichiennes. Il existe dans tout le grand duché de Posen; il ravage la Prusse orientale; il a pénétré en Silésie. Dans la Gallicie les victimes périssent par milliers. Il y a donc eu ou insuffisance dans les cordons, ou violation de ces moyens préservatifs, ou connivence coupable avec les individus infectés. J'entends déjà dire : le corps de Dwernicky a fait pénétrer le choléra en Gallicie et en Hongrie; mais on pouvait l'isoler, il y a donc eu négligence. J'accorde qu'aux mépris de toutes les lois divines et humaines, les rapports multipliés des Prussiens avec les Russes aient répandu la maladie dans toute la Prusse orientale ; mais dans le grand duché de Posen, dans la Silésie, à Berlin, à Vienne, qui l'a introduite? des individus qui ont donc échappé à la surveillance? Tous ces endroits sont remplis de soldats ; à chaque pas il faut montrer son passeport ; les cordons ne peuvent donc empêcher la communication. Nous allons le voir tout-à-l'heure. La contagion s'avance vers Berlin, on dispute le terrain pied à pied avec toute l'énergie du désespoir; un dernier cordon est créé sur l'Oder; il se compose de l'élite des troupes prussiennes, c'est la garde qui est appelée à le former, et, malgré cette grande mesure, le choléra entre dans cette ville vers les premiers jours de septembre. Certes, pour ceux qui connaissent la Prusse, il n'y a point à douter que les ordres du gouvernement n'aient été rigoureusement exécutés. Même observation pour Vienne. Au premier abord, un pareil résultat semble démontrer jusqu'à l'évidence l'inutilité des cordons; mais, lorsqu'il s'agit d'une mesure qui intéresse autant l'hygiène publique, il ne faut se prononcer qu'autant que les faits sont nombreux, clairs et décisifs. Examinons à présent la composition des cordons, leur efficacité, et s'ils remplissent le but pour lequel ils ont été institués.

Dès que le bruit de l'apparition d'une maladie contagieuse se répand, les pays voisins prennent des précautions pour s'en préserver. La mesure la plus généralement adoptée est la formation des cordons; mais, avant que les corps qui doivent les composer aient été rassemblés et placés dans les lieux d'observation; avant que leurs baraques aient été construites, et les moyens de subsistance organisés, il s'écoule un temps plus ou moins long; ceci est d'une telle évidence, que je ne m'y arrête point; pense-t-on que pendant cet intervalle les communications de frontière à frontière soient interrompues? Les transactions commerciales qui existent entre les deux peuples sont trop multipliées pour qu'on puisse les faire cesser à volonté; elles continuent donc plus ou moins long-temps. Avant même que la nouvelle de la maladie ne soit arrivée dans les pays étrangers, plusieurs jours, plusieurs semaines peuvent se passer. Ainsi, le choléra existait le 19 ou le 20 avril à Varsovie, et le cordon n'a été formé sur la frontière prussienne que vers le commencement de mai. Les habitans de Kalish, de Slupça, etc., avaient tous les jours des communications avec la capitale, et, à leur tour, ils communiquaient avec les habitans des frontières de la Silésie et du grand-duché de Posen. Aucun exemple de choléra n'a été recueilli à cette époque dans ces deux provinces, et ce n'est que deux mois après l'installation des cordons, que l'on a commencé à observer la maladie. Il résulte donc de ce premier fait, que des individus venant d'un pays infecté peuvent communiquer, dans les premiers temps de l'épidémie, avec les habitans des pays sains, sans qu'il y ait d'inconvénient; cette observation semblerait également démontrer que la maladie, à son apparition dans un pays, ne revêt point d'abord le caractère contagieux, et que ce n'est que lorsqu'elle a sévi pendant un temps plus ou moins long, qu'elle acquiert cette funeste propriété; d'où l'on peut conclure que les individus isolés ne paraissent point transmettre le germe du mal avec eux.

Ceci posé, nous allons examiner les cordons lorsqu'ils sont en pleine organisation. Ordinairement, les limites qui séparent un royaume de l'autre sont fictives; point de fleuves, point de montagnes; un simple poteau barriolé de rouge, de noir ou de jaune, voilà le signe qui indique que vous passez d'un pays dans un autre, voilà la ligne qui souvent sépare un royaume de celui qui lui est contigu. Si vous parcourez cette ligne pendant l'espace d'une lieue ou deux, vous la trouvez bordée de fermes, de maisons, de jardins, de bosquets, de bois; or, tous ces endroits sont remplis d'hommes qui font ensemble des affaires, et dont l'unique attention est d'épier les mouvemens des soldats qui les gardent, pour tromper leur surveillance. Ils parlent la même langue, ont le même costume et se protégent mutuellement. L'autorité a des soupçons, elle ordonne des recherches; impossible de rien trouver; c'est l'histoire du voleur qui vous a pris votre montre; vous le fouillez, elle est déjà dans la dixième ou douzième main. Jusqu'à présent nous n'avons parlé que des individus qui cherchent à tromper par ruse et sans bruit; mais connaît-on l'audace des contrebandiers? Croit-on qu'un coup de fusil les arrête. A Stzralkowo, sur les frontières de Prusse, où j'étais en quarantaine, on entendait toute la nuit faire feu sur les contrebandiers, qui ne cessaient de passer d'une frontière à l'autre, et jamais je n'ai appris que personne ait été tué, ou du moins le nombre de ceux qui ont péri est infiniment petit. Comment, en effet, des sentinelles placées à cent et deux cents pas de distance, et quelquefois encore plus loin, pourraient-elles, au milieu de la nuit, atteindre des individus qui s'introduisent furtivement. Souvent on manque de jour, comment serait-on plus adroit dans l'obscurité? Les accidens de terrain rendent donc ce mode de surveillance très-défectueux. Mais si les frontières sont très-étendues, les difficultés deviennent encore plus grandes, si toutefois elles ne sont pas insurmontables. Ainsi, la Bavière, qui, du côté de l'Autriche et du Tyrol, compte deux cents lieues de longueur, pourra-t-elle jamais organiser un cordon avec les trente ou quarante mille hommes qu'elle a sous les armes? Les médecins du pays en ont eux-mêmes reconnu l'impossibilité. Les soldats sont-ils, d'ailleurs, à l'abri de la corruption? en contact avec les habitans, ne peuvent-ils pas être séduits? A-t-on oublié le cordon de Barcelone, que tout le monde dans le pays appelait la *Piécetta?* Voilà, certes, de grands obstacles à l'utilité des cordons. Avertis par l'expérience de ses devanciers, on multipliera le nombre des soldats, on établira un second et un troisième cordon; mais comment fera-t-on pour remédier aux inconvéniens du terrain? Si nous avions encore nos anciennes limites, on pourrait, sans doute, exercer une surveillance active sur les provenances de l'étranger; mais comment empêcher la contrebande du côté de la Belgique et des provinces rhénanes, où le même homme a sa maison en France et son jardin à l'étranger. On nous cite l'exemple de Marseille, pour démontrer l'utilité des mesures sanitaires; mais il est beaucoup plus facile de surveiller un bâtiment qu'une multitude d'hommes qui ont de nombreux points de contact. L'analogie n'est pas la même; d'ailleurs, la peste paraît avoir réellement perdu de sa force en Egypte et en Turquie.

Lorsqu'un voyageur venant d'un lieu infecté arrive sur les frontières d'un pays où l'on a établi un cordon, il est soumis, lui et ses effets, à une quarantaine d'observation qui varie de cinq à vingt jours, et quelquefois plus. Cette seconde mesure, complément de la première, doit être pour nous l'objet d'un nouvel examen critique. Pour remplir le but dans lequel ils ont été institués, les lazarets doivent être pourvus de toutes les choses nécessaires, vastes, bien aérés, et placés au milieu d'une campagne, à peu de distance des lieux d'approvisionnement. J'ai encore sous les yeux le tableau du lazaret de Stzralkowo en Prusse. Dans une cabane qui avait servi autrefois de douane, on avait pratiqué, avec des planches de sapin, trois séparations qui n'empêchaient en aucune manière les communications des prisonniers entre eux. Nous étions quarante-deux personnes entassées dans un de ces emplacemens; la petitesse du local avait forcé le directeur de nous réunir plusieurs dans la même chambre. La précipitation avec laquelle on avait créé cette maison, n'avait point permis de se procurer aucun meuble; nous étions couchés sur la paille, sans draps; à peine quelques-uns de nous avaient-ils des couvertures! La nourriture était souvent détestable. Lorsque nous adressâmes nos plaintes aux employés, qui étaient fort polis, ils nous répondirent qu'on était loin du marché, et qu'on manquait d'approvisionnemens. La promenade consistait en une petite cour et un jardin; il fallait, certes, avoir quelqu'énergie morale pour ne pas tomber malade au milieu de circonstances aussi défavorables. Ajoutez à cela que le choléra régnait tout autour de nous ; ces inconvéniens, qu'il suffit de signaler, démontrent qu'il faut prendre les mesures à l'avance, pour que les voyageurs, dans leur ennuyeuse captivité, n'éprouvent point des privations de toute espèce.

Le système de la contagion proclamé, on doit nécessairement faire subir aux effets toutes les purifications d'usage ; ces désinfections se font assez exactement, mais il est cependant une foule d'objets qui échappent à l'action de ces moyens, parce que les voyageurs, persuadés qu'ils seraient détériorés par les lavages ou les émanations gazeuses, s'empressent de les soustraire à la vigilance des inspecteurs. Les communications des chefs du service avec le dehors se font sans précaution ; dans l'hypothèse de la contagion, personne ne doit être exempt de la séquestration. Ainsi, pour qu'un lazaret atteigne le but qu'on se propose, il faut qu'il soit placé dans la campagne, loin des habitations ; que l'emplacement soit vaste, la vue étendue, les chambres propres, aérées et en nombre suffisant ; que la séquestration soit réelle ; il faut aussi qu'il soit muni d'une infirmerie et d'une pharmacie. Nous recommandons à la surveillance spéciale des chefs de quarantaine, les juifs colporteurs et leurs ballots.

L'utilité des cordons généraux et des lazarets étant admise, jusqu'à ce que des observations plus complètes et plus nombreuses en fassent décider autrement, il faut examiner avec la plus grande attention les avantages ou les inconvéniens des cordons partiels, c'est-à-dire, de ces investissemens rigoureux d'un village ou d'une ville infectés par le choléra. La Prusse et l'Autriche vont nous guider dans nos recherches : ce qui s'est passé dans ce pays nous démontrera la valeur réelle de ces mesures. A peine le bruit s'était-il répandu qu'une personne avait été atteinte d'une maladie suspecte, que la ville ou le village qu'elle habitait était aussitôt rigoureusement investi. A mon retour de Pologne, j'ai été obligé de faire une multitude de détours pour éviter ces cordons partiels qu'on formait à chaque instant. A quoi ont abouti ces mesures gênantes ? à multiplier partout la maladie, en frappant les esprits de terreur. Plus de huit cents villes, villages et hameaux de la Hongrie, de la Gallicie et de la Prusse, successivement entourés, attestent la confiance qu'on doit avoir dans ce moyen. On cernait un village, on rompait toutes les communications, et néanmoins la maladie éclatait à droite, à gauche et dans vingt endroits à la fois. Le roi de Prusse, qui a lutté jusqu'au dernier moment contre le fléau, a été forcé de reconnaître l'inutilité de ces cordons, et la *Gazette universelle* nous apprend qu'il vient de les faire lever tous. Mais si l'insuffisance des cordons partiels est aussi palpable, l'effroi qu'ils inspirent, les malheurs qu'ils causent, doivent engager les amis de l'humanité à s'élever contre ces affreuses mesures, tristes restes de l'ignorance et de la barbarie. C'est au nom de cette même humanité que nous nous prononçons de la manière la plus formelle contre l'enlèvement des malades. De pareilles dispositions ne peuvent qu'exaspérer les esprits, et les porter aux plus terribles extrémités : qui de nous souffrirait qu'on vînt lui ravir son père, sa femme, son enfant! Cette seule idée fait frémir d'indignation, surtout quand on n'a point la certitude qu'un aussi effroyable sacrifice puisse être utile à ses concitoyens. Laissez donc chacun libre de se traiter où bon lui semblera; et si le pauvre ne peut avoir chez lui les soins nécessaires, qu'il aille dans un hôpital, mais qu'il y aille de son plein gré, et bien persuadé qu'il y trouvera tous les secours qui peuvent améliorer son état. L'histoire nous fait assez connaître les déplorables résultats de l'agglomération forcée des hommes sur un espace étroit, malsain, et où tous les genres de privations se trouvent réunis. Nous pourrions en rapporter plusieurs exemples frappans, nous ne citerons que le suivant :

Le 30 mai, le bruit se répand dans Varsovie, qu'Opatow, ville du palatinat de Sandomirz, est ravagée par le choléra. On dit que la mortalité est effrayante, que les maisons sont pleines de morts et de mourans. A peine les ministres du Seigneur ont-ils le temps d'aller d'une habitation à l'autre. Une lettre du 31, lue au comité central, nous confirme tous ces détails. A l'instant une commission est nommée pour prendre connaissance des désastres, et aviser au moyen de les arrêter. Parvenue aux limites d'Opatow, elle trouve toutes les populations voisines sous les armes; les communications sont rompues, les arrivages ont cessé d'avoir lieu. Les paysans ne permettent à personne de sortir de la ville, tant la crainte de la contagion est devenue générale. Les commissaires pénètrent dans le lieu infecté. Là, le plus affreux spectacle s'offre à leurs regards; toutes les affaires ont cessé, les boutiques sont fermées, un morne silence règne partout; ils entrent dans les maisons, où un spectacle plus terrible encore les attend : pas une demeure qui ne renferme des morts, des mourans et des malades. Déjà les besoins commencent à se faire sentir; le désespoir ne s'exhale plus en imprécations furieuses; il n'a point la force de se faire entendre. Le premier soin des commissaires est de ranimer le courage de cette population éperdue; ils prodiguent les secours et les consolations; l'espérance renaît dans les cœurs, et déjà l'on s'aperçoit d'une amélioration marquée. Ils s'adressent aux autorités et aux habitans des lieux circonvoisins; ils leur démontrent que la maladie n'est point contagieuse; ils parviennent à détruire leurs premières impressions. Les communications se rétablissent, les marchés sont approvisionnés, la confiance revient, et, avec elle, l'intensité du mal diminue d'une manière remarquable. Pour achever de rassurer les esprits, ces hommes généreux font assembler les habitans dans une place publique; là ils leur adressent la parole pour leur faire connaître les moyens les plus propres à se préserver du mal (il n'y a plus de médecins dans la ville). Ils terminent cette œuvre philantropique, en prenant toutes les précautions nécessaires pour assurer l'existence de la classe malheureuse, et quittent la ville au milieu des bénédictions de tout un peuple. Le docteur Koehler, reçu par la Faculté de Médecine de Paris, faisait partie de cette commission. J'ai malheureusement oublié les noms des autres médecins.

Qu'est-il besoin de plus nombreux exemples pour signaler le danger des cordons partiels? Nous ne convaincrions point ceux qui ferment les yeux à la lumière; nous n'écrivons que pour les hommes qui recherchent la vérité de bonne foi, et ceux-là seront frappés, comme nous, des malheurs causés par ces investissemens rigoureux. Ainsi donc, pour résumer cet article, nous dirons qu'il faut encore essayer des cordons généraux et des quarantaines, jusqu'à plus ample informé; mais qu'il faut supprimer toutes les mesures qui tendent à entraver la circulation intérieure, et à empêcher les habitans de se soigner chez eux.

MESURES PROPHYLACTIQUES.

Prévenir, c'est guérir, ont dit les médecins de toutes les époques. C'est aussi la réponse que nous faisions à MM. les consuls de France et d'Autriche à Varsovie, lorsqu'ils nous demandaient notre opinion sur les meilleurs traitemens employés dans le choléra. Long-temps les gouvernemens ont cru qu'il y avait des remèdes spécifiques contre les maladies épidémiques; imbus de cette erreur, ils promettaient des récompenses, des prix, et ils ne faisaient aucune attention aux mesures prophylactiques. Le bon sens dit cependant que le point le plus essentiel est de se garantir de ces fléaux, et que ce n'est que lorsqu'ils ont franchi toutes les digues, qu'il faut les combattre par des médicamens. L'administration semble avoir reconnu cette vérité, car elle vient de créér pour chaque quartier de Paris une commission sanitaire exclusivement chargée de l'assainissement des rues et des maisons; mais nous devons l'informer que la hiérarchie qu'elle a établie a fait naître de fâcheuses préventions, et que, si les conseils d'arrondissement et de quartier ne sont pas réunis ensemble, la mesure est sans but, et peut même être préjudiciable, en inspirant une fausse sécurité. Espérons aussi que les habitans de Paris s'empresseront de seconder les médecins de quartier dans leurs pénibles fonctions, et que leurs avis seront écoutés.

Si nous nous rappelons la marche du choléra chez les Polonais, nous voyons qu'il saisit d'abord les individus pauvres et misérables, qui se nourrissaient d'alimens indigestes; ceux qui faisaient des excès, qui ne prenaient aucune précaution contre les changemens atmosphériques, et surtout ceux qui vivaient dans la malpropreté, qui habitaient des lieux étroits, humides et malsains. Les plus nombreuses victimes ont été parmi les juifs, dont la saleté est passée en proverbe (1). Nul doute que si l'on avait fait enlever chaque jour les immondices, nettoyer les maisons, les cours, les barricades et les égouts, le nombre des morts n'eût été beaucoup moins considérable. L'encombrement des habitans n'a pas peu contribué à augmenter les ravages du mal; et cependant cette influence a été signalée par tous les médecins qui ont observé des épidémies. Partout, disaient-ils, où un grand nombre d'individus affaiblis par les privations d'alimens, les fatigues excessives et les affections morales tristes, se trouvent réunis dans un lieu trop étroit, on doit craindre le développement des maladies épidémiques.

En parcourant l'histoire des différentes affections pestilentielles qui ont ravagé l'Europe, on remarque que, presque toujours, elles se sont montrées dans le cours ou à la suite des guerres, dans les prisons, dans les vaisseaux, dans les hôpitaux, que

---

(1) Nous n'entendons parler que des juifs polonais.

partout l'encombrement en a précédé l'apparition.

Rouppe a vu survenir, en 1757, le typhus parmi les matelots d'un vaisseau hollandais arrêté depuis quinze jours dans le port de Naples.

Lœw parle d'une épidémie qui régna en Hongrie, et qui commença parmi les soldats qui étaient entassés dans des casernes trop étroites.

Pringle rapporte également avoir vu le typhus se développer, soit dans une caserne trop pleine, soit dans des vaisseaux retenus en mer par un gros temps, les écoutilles fermées pendant un certain nombre de jours. Dans les villes assiégées, son développement est presqu'inévitable.

Il paraît fort difficile, au premier aperçu, de diminuer l'agglomération des hommes réunis sur un espace trop étroit ; mais lorsqu'il s'agit de la santé d'une grande ville, on ne doit reculer devant aucune mesure. On obvierait à cet inconvénient, en renvoyant tous les individus sans profession et sans ouvrage, en bornant la population des quartiers habités par les pauvres à un certain nombre d'individus par maison, surtout en prenant toutes les mesures propres à assurer leur subsistance. Je n'hésite point à déclarer que si les localités étaient assainies, la malpropreté bannie, et la police extrêmement sévère sur tout ce qui concerne la salubrité publique, les ravages des épidémies seraient beaucoup moins grands. En général, si le début de ces maladies est très-grave, c'est que les causes que nous venons de signaler existent presque toujours. N'oublions pas, en effet, que les premiers individus qui furent amenés dans les hôpitaux de Varsovie, habitaient des endroits étroits, malsains et humides, tandis que les beaux quartiers furent respectés, ou beaucoup moins maltraités. Ce fait, que quelques personnes pourraient révoquer en doute, exige que nous l'appuyions de preuves convaincantes; nous allons les trouver dans les états récapitulatifs des individus civils et militaires atteints du choléra-morbus à Varsovie, et qui étaient présentés tous les cinq jours à notre commission. Ils sont au nombre de treize, et embrassent l'espace compris depuis le 23 avril jusqu'au 25 juin, c'est-à-dire environ deux mois.

Pour ne pas entrer dans des détails trop fastidieux, nous ne ferons connaître ici que les résultats généraux. Les personnes qui voudraient avoir des indications plus précises, les trouveront à la fin de ce livre, où nous donnerons en même temps les circulaires du comité central.

Du 23 avril au 25 juin, 3,912 individus tombèrent malades dans la ville; dans ce nombre se trouvaient 2,637 soldats, 335 personnes attaquées par la maladie dans les hôpitaux, 706 individus pauvres de la ville transportés dans les établissemens publics, 59 personnes traitées dans leurs maisons, et 175 juifs. Sur ce nombre, 1,462 individus succombèrent, savoir : 1,110 dans les douze premiers jours, et 352 pendant le reste du temps. Parmi ces 1,462 morts, il y avait à peine sept ou huit individus de la classe aisée; tous les autres se composaient de militaires, d'hommes du peuple et de juifs. Les états sont là pour attester la vérité de ce que nous avançons.

A-t-on d'ailleurs oublié les atrocités commises par les paysans de la Hongrie et d'autres pays, sur les médecins? Quelles raisons donnaient-ils de ces fureurs? que les médecins étaient chargés de les empoisonner. Pourquoi? parce qu'ils s'apercevaient que la mortalité était beaucoup plus grande chez eux que dans les classes aisées.

Remarquons que Varsovie est divisée en huit cercles, et que le quatrième, le cinquième et le sixième, qui étaient habités par les gens riches, n'eurent qu'un petit nombre de malades, relativement aux autres quartiers. Ainsi, le cinquième cercle, un des plus salubres et des plus beaux de Varsovie, n'eut, dans cet espace de temps, que dix-huit malades, tandis que le premier, formé par l'ancienne ville, en comptait cent vingt-six. Les conséquences à déduire de ce tableau sont toutes naturelles: dans les maladies épidémiques, le meilleur préservatif est l'observation des lois d'hygiène.

L'agglomération des hommes sur un espace étroit étant une des conditions favorables au développement des épidémies, la première mesure à prendre serait d'ordonner la dissémination des habitans; c'est celle qu'indiquait Franklin. « Dans toutes les maladies contagieuses, disait ce sage, il faut avoir pour manière de conduite, de s'éloigner assez tôt, d'aller assez loin et de s'absenter assez long-temps, pour y échapper. »

Une expérience, acquise aux dépens de la vie de plusieurs millions d'hommes, a fait adopter cet axiome par les habitans de l'Hindostan : aussitôt que le choléra apparaît dans une ville, un village, une maison isolée, les habitans s'enfuient; et, par cette seule précaution, ils diminuent les ravages de la maladie. Mais, cette dissémination, qui peut être praticable chez les nations sobres, se contentant d'une poignée de riz et d'un peu d'eau, est, au contraire, d'une exécution fort difficile dans nos pays, où mille intérêts nous attachent au sol qui nous a vu naître. D'ailleurs, en supposant cette émigration facile pour quelques-uns, un autre inconvénient se présente. Dans les villes, on est sans doute exposé aux attaques du choléra; mais on peut au moins espérer de prompts secours, tandis que dans les campagnes, la maladie sera parvenue à sa terminaison fatale avant que le médecin ne soit arrivé, et l'on sait qu'il faut ici agir dès le début. Toutefois, nous conseillons aux personnes très-effrayées de s'éloigner des lieux que ravage le choléra.

Si les occupations, les devoirs, la nécessité, obligent à rester dans le lieu infecté (et la majorité se trouve dans ce cas), il faut s'occuper de choisir un local convenable, ou au moins d'assainir celui qu'on est forcé d'habiter. Les quartiers neufs, élevés, qui ne sont pas entourés de rues étroites, malsaines, d'établissemens insalubres, doivent avoir la préférence sur tous les autres. Les rez-de-chaussées, les entresols et les premiers étages, généralement mal aérés, ne doivent être habités que lorsqu'on ne peut faire autrement. Les étages supérieurs, bien percés, bien exposés et bien ventilés, offrent toutes les garanties désirables. Les chambres à coucher méritent une attention particulière. On est dans l'habitude, en France, de placer le lit dans une alcôve étroite, qu'on masque encore sous d'épais rideaux. Les miasmes, qui se dégagent par la respiration, sont évalués à environ cent cinquante litres d'acide carbonique par jour; si deux individus sont réunis dans la même chambre, la proportion devient considérable; elle l'est beaucoup plus encore, si les enfans couchent avec les parens, ainsi qu'il arrive fréquemment. Nous regardons les alcôves comme pernicieuses, et nous ne balançons pas à les proscrire; si la disposition des appartemens ne permet point de les détruire, nous conseillons de tirer le lit au milieu de la chambre, pendant toute la nuit (1). Les croisées seront ouvertes quelques heures par jour, et sur la

(1) Nous sommes obligés d'entrer dans une foule de détails qui arrêtent la marche de l'ouvrage, mais qui sont d'un trop grand intérêt pour que nous les sacrifiions à la concision du chapitre.

commode on placera un vase dans lequel on mettra une solution de chlorure de chaux. A Moscou, les chlorures ont eu peu d'efficacité, mais on sait que dans cette ville, les lois hygiéniques sont mal observées. Nous ne parlons point de la propreté avec laquelle doit être tenue chaque maison, ce besoin est généralement senti; nous engageons seulement à ne pas garder trop long-temps le linge sale dans les armoires; mais nous appelons spécialement l'attention des habitans sur l'état des plombs, des fosses d'aisances et des puits, sur les étables, sur les lieux où l'on élève les animaux, sur l'enlèvement des fumiers, des immondices, sur le pavage des cours, des allées, et sur la propreté du devant des maisons.

En parcourant les observations des individus attaqués du choléra, on voit presque toujours la mauvaise alimentation ou l'excès contraire, favoriser le développement de cette maladie. Ce fait nous indique suffisamment la règle que nous devons suivre dans notre manière de nous nourrir; alimens sains, d'une digestion facile, en quantité suffisante pour apaiser la faim, mais pas assez grande pour déterminer une pesanteur de l'estomac, les indigestions étant presque toujours mortelles : voilà le premier précepte. Abstinence complète des fruits et des légumes crus, des alimens épicés, gras, difficiles à digérer, faciles à se corrompre ou déjà corrompus, tels que choux, choucroûte, concombres, salades, viandes fumées, viandes et poissons salés, fromages, champignons, truffes, pain mal cuit, soupes aux choux; bierre tournée, mal préparée, très-récente, forte; de l'eau-de-vie, du punch, des liqueurs, etc., et en général de toutes choses, quelque bonnes qu'elles soient, que l'estomac ne peut digérer : second précepte.

A ces deux premières règles on peut ajouter quelques instructions utiles : dans les repas, il faut, autant que possible, rester sur son appétit, faciliter les digestions, si elles sont longues, par un verre d'eau sucrée avec de la fleur d'oranger, une tasse de thé, un verre de bon vin de Bourgogne, ou simplement quelques morceaux de sucre. On ne doit point sortir de chez soi à jeun; il faut toujours prendre quelque chose de chaud, soit une tasse de chocolat, de thé, soit une tasse de café.

L'influence des variations atmosphériques sur la santé a été signalée de tout temps; peut-être est-elle encore plus remarquable pendant les épidémies de choléra. Nous pourrions citer un grand nombre d'observations d'individus qui ont été atteints par la maladie après un refroidissement subit. Aussi conseillons-nous de se vêtir chaudement, de porter des caleçons et un gilet de flanelle sur la peau; on aura soin de ne pas garder sur soi les habits, les bottes et les souliers mouillés. Lorsque la maladie sévissait parmi les soldats, on remarqua qu'elle se manifestait souvent par des douleurs de ventre; cette indication nous engagea à prescrire l'usage des ceintures de flanelle; ce moyen fort simple a été très-utile, et le nombre des malades a été moins considérable parmi ceux qui ont eu la précaution de les garder constamment.

La suppression de la transpiration étant

une des causes occasionelles les plus puissantes dans le développement du choléra, il ne suffit pas de se bien couvrir, il faut encore éviter toutes les circonstances qui pourraient favoriser l'action de cette cause; ainsi l'on ne sortira ni le matin, ni le soir; on évitera dans ses promenades le voisinage des eaux et des endroits humides; il est inutile de dire qu'il ne faut pas diriger ses pas du côté des quartiers malsains ou infectés par le choléra. Si l'on est très-échauffé par une course rapide ou une marche longue, on se refroidira lentement, surtout si l'on entre dans un lieu vaste et frais, comme une église, etc.; on conçoit également que lorsque le corps est ainsi échauffé, il faut s'abstenir de glaces, de boissons froides. On doit se rappeler l'histoire de cet officier qui entre dans un café, demande plusieurs glaces, et est attaqué quelques heures après des symptômes du choléra. L'ingestion des boissons froides a fréquemment donné naissance au choléra sporadique, à combien plus forte raison ne doit-elle pas déterminer le choléra épidémique? C'est ici l'occasion de parler de ces sociétés bruyantes, dont le principal mérite est de réunir beaucoup plus de monde que les appartemens n'en peuvent contenir; pressés les uns contre les autres, les invités ne peuvent ni avancer, ni reculer; ils se plaignent d'une chaleur étouffante, et sont couverts d'une transpiration abondante. Sans nous arrêter sur l'inconvénient des nombreuses réunions pour la santé, ne sait-on pas le danger auquel on s'expose en sortant de ces appartemens? il suffit de la transition subite de la température des salons à celle de l'antichambre et de l'escalier, pour occasioner le refroidissement du corps. Si nous insistons fortement sur le danger des grandes réunions, nous recommandons, au contraire, de multiplier les soirées composées de sociétés choisies, peu nombreuses, où tout le monde se connaît. Il n'est point de délassement plus utile après les travaux de la journée, surtout dans les épidémies, que la conversation de quelques amis.

La propreté a toujours été considérée comme le plus sûr gardien de la santé; elle est surtout utile dans cette circonstance Nous pourrions citer des hommes victimes du choléra, et dont la mort a fait grand bruit, qui, sous de beaux habits et du linge blanc, portaient de sales chemises de laine qu'ils n'avaient point quittées depuis un mois et même plus. Le linge blanc est indispensable; on se lavera tous les matins avec soin, et, une ou deux fois par semaine, on ira au bain. Ce moyen était d'un usage presque général à Varsovie, et toutes les personnes qui y ont eu recours s'en sont fort bien trouvées.

Si les excès ont été notés, dans tous les temps, comme une des causes les plus favorables aux maladies, leur action doit certainement s'exercer d'une manière plus marquée dans les épidémies. La débauche, l'ivrognerie, sont pour ainsi dire foudroyées par le choléra. User avec modération, ne pas abuser, sous peine de mort, voilà le précepte important. On nous comprendrait mal, si l'on s'imaginait qu'il faut, dans ces temps de malheur, s'imposer une foule de privations: telle n'est point notre intention; tous ceux qui ont des habitudes réglées, un genre de vie modéré, ne doivent point changer leur manière d'être, seulement ils la modifieront plus ou moins, d'après les règles que nous venons de donner. Nos avis ne s'adressent qu'aux personnes qui ne tiennent aucun compte des lois hygiéniques, et qui font de l'art de bien vivre leur unique occupation.

Jusqu'ici nous n'avons appelé l'attention que sur les agens matériels de l'existence; disons quelques mots des passions, et principalement de celles qui oppressent douloureusement l'âme. Qui de nous n'a ressenti ces émotions tristes qui, pendant le cours de notre misérable vie, viennent nous assaillir à chaque instant? elles troublent nos organes et le jeu de nos fonctions. La peur est celle dont l'influence est la plus marquée; il est sans doute très-difficile, à l'approche d'une grande catastrophe, de ne pas éprouver une sensation plus ou moins vive, et la crainte, dans ce cas, est très-naturelle; mais si elle s'exagère les objets, si elle se les représente sous les formes les plus hideuses, si elle ne se donne pas un instant de relâche, elle ne tarde point à déranger les digestions, l'économie, et à prédisposer l'infortuné qui est sous sa fatale puissance, à contracter la maladie, à laquelle il eût inévitablement échappé en ayant plus d'énergie morale. On se soustrait avec peine à l'empire de la peur, mais elle n'est dangereuse qu'autant qu'elle est excessive ; on pourrait paralyser son action par des réunions agréables, des parties de campagne, des soirées, des lectures gaies et amusantes, et beaucoup d'autres divertissemens. Nous recommandons surtout de ne point s'entretenir de la maladie, de ne pas lire ce qu'on en rapporte, et de chercher, en un mot, autant que possible, à en bannir le souvenir de son esprit.

Une épidémie dont les suites sont si rapides et si funestes, devait faire admettre avec empressement les recettes qu'on croyait propres à s'en garantir. Au rang des moyens préservatifs, on a mis une foule de drogues que nous ne nommerons même pas, parce qu'elles accusent autant la mauvaise foi des uns que la crédulité des autres. L'usage des parfums et des substances odorantes a été répandu de tout temps, d'après la remarque qu'on avait faite qu'ils masquaient les gaz méphytiques, et je crains bien que ce ne soit encore là l'unique propriété du plus grand nombre; aussi depuis long-temps ont-ils été abandonnés dans les lazarets, et les a-t-on remplacés par le vinaigre et les chlorures. Sans attribuer au moyen suivant une confiance que l'événement pourrait bien ne pas toujours justifier, nous engageons les personnes qui mènent un genre de vie réglée, qui ne font point d'excès, à porter sur elles un flacon composé de parties égales de chlorure de chaux, de bon vinaigre et de six à sept grains de camphre; en sortant on en versera quelques gouttes dans un mouchoir, et on l'approchera de son nez dans les lieux infects, malpropres ou suspects. On a donné dernièrement, dans la *Gazette médicale*, la formule suivante, employée, dit-on, avec succès à Lemberg : On prend le matin à jeun quelques gouttes d'huile essentielle de camomille, sur du sucre, et on applique sur l'épigastre un emplâtre de poix de Bourgogue. Le professeur Berres a employé avec avantage ce préservatif pour les garde-malades et les fossoyeurs, quoique ces gens soient plus près que les autres des foyers d'infection, et ne suivent jamais un régime convenable. M. le prince de Lobkowitz a écrit, il y a peu de temps, qu'il croyait devoir attribuer surtout à ce préservatif la conservation de sa santé et de celle de toute sa maison. Ces deux moyens réunis nous paraissent utiles, et nous en recommandons l'usage lorsque les individus qui s'en servent entretiennent les fonctions de la peau par des frictions sèches avec la flanelle, et par un genre de vie sobre.

Si les devoirs du médecin l'obligent à vivre au milieu des maladies épidémiques, il n'en est point ainsi de l'homme du monde, qui doit, au contraire, éviter les foyers d'infection, parce que l'habitude n'ayant point modifié son organisation comme celle du médecin, le péril auquel il s'exposerait serait plus inévitable. Les liens sacrés de la famille et de l'amitié lui imposent-ils la nécessité de soigner des malades ou de leur donner des consolations? il commencera par respirer quelques gouttes de la liqueur dont nous avons parlé plus haut; il évitera soigneusement de sentir l'haleine du patient, et l'odeur de son lit quand on le découvre; il fera de suite enlever les déjections, de quelque nature qu'elles soient. Ces conseils sont également applicables au médecin; lorsqu'il aura touché un malade, il aura soin de se laver les mains dans la solution de chlorure de chaux; il pourra aussi faire quelques ablutions sur le visage et les autres parties du corps découvertes. En pareille circonstance, il est prudent de ne pas avaler sa salive.

L'hygiène privée se lie à une autre branche non moins importante; je veux parler de l'hygiène publique. Lorsque le roi me fit l'honneur de me demander s'il y avait quelques moyens de détourner le fléau, je lui répondis que l'assainissement et la propreté étaient les deux grandes conditions nécessaires pour diminuer son intensité. Depuis, d'utiles mesures ont été prises; mais il faut veiller à leur prompte exécution avant que la maladie ne vienne jeter la terreur et la confusion dans les esprits.

Une des premières mesures que réclame l'assainissement de Paris, c'est l'éloignement du centre de la ville, de toutes les professions et de tous les arts insalubres ; les nourrisseurs de bétails et les chiffonniers doivent être l'objet d'une surveillance spéciale; les halles, les marchés et les voiries (1) méritent aussi une attention particulière. La propreté des rues, le balayage des maisons, l'enlèvement des immondices, le curage des ruisseaux, des égouts, des canaux et des bords de rivières, sont indispensables. Les ateliers doivent être visités par les médecins du quartier, qui s'assureront par eux-mêmes s'ils ne manquent pas d'air. Ils doivent aussi porter leur examen sur le pavage des rues et des places publiques, sur les baquets pour uriner, et sur les bornes-fontaines. Si l'épidémie n'est pas

---

(1) L'odeur de la voirie de Montfaucon est insupportable. Elle pourrait être préjudiciable.

très-meurtrière, nous ne croyons pas qu'il convienne de fermer les églises, les cafés et les spectacles. Ces mesures, en les supposant bonnes, ont le grave inconvénient d'effrayer les habitans, et d'ôter aux uns les consolations de la religion, et aux autres les plaisirs qui font perdre de vue la maladie. L'exemple de Varsovie doit, dans ce cas comme dans beaucoup d'autres, nous servir de modèle. Dans les premiers momens de l'apparition du mal, on voulut recourir à ces diverses précautions; plusieurs de nos confrères se joignirent à nous pour s'y opposer; nous arrêtâmes seulement que les églises ne seraient point ouvertes de trop de bonne heure, et qu'on les fermerait avant la nuit. Les cafés continuèrent d'être fréquentés; celui de M. Chovot, dont nous avons parlé précédemment, était sans cesse rempli de monde; les théâtres jouaient tous les jours; les fêtes publiques ne furent point interrompues; deux cérémonies majestueuses eurent lieu au jardin Krasincky et au palais de Saxe; elles réunirent une foule immense; la Fête-Dieu fut célébrée avec la pompe d'usage, et dans aucune de ces circonstances on ne remarqua que le nombre des malades devint plus considérable. Un pareil fait est sans doute bien rassurant; toutefois, il est certaines précautions dont l'utilité ne saurait être contestée. Les directeurs de spectacles multiplieront les moyens de ventilation; ils pourront, pendant le cours des représentations, placer dans les différentes parties de la salle, un vase contenant de la solution de chlorure de chaux (1). Les

---

(1) Voici le procédé simple que conseille M. Payen, pour se procurer une certaine quantité de cette solution : Ayez un vase en grès, une fontaine ordinaire, un grand pot à beurre ou une jarre à l'huile, de la contenance de deux seaux (environ vingt-quatre litres), pour un grand appartement et une maison nombreuse, et de moitié de cette capacité pour un plus petit ménage; prenez deux livres de chlorure de chaux en poudre pour les grandes fontaines, et une livre pour les plus petites : délayez-les en bouillie, avec une égale quantité d'eau, à l'aide d'un morceau de bois, puis achevez de remplir la fontaine d'eau jusqu'à un pouce du bord. Vous aurez alors la solution de chlorure de chaux, qui vous servira à l'assainissement de votre maison. Avant de l'employer, attendez que le dépôt soit formé et l'eau claire. On pui-

propriétaires de cafés, d'estaminets, de tabagies, useront des mêmes moyens. La maladie exerçant surtout ses ravages pendant l'été, les habitans des villes, aulieu

---

sera avec une tasse l'eau chlorurée, quand on en aura besoin, à moins qu'on n'ait fait placer au quart de la hauteur au-dessus du fond, et par conséquent du dépôt, une canule en bois par où on pourra l'avoir sans être trouble. On mettra dans les chambres habitées, et particulièrement dans la chambre à coucher, une ou deux assiettes pleines de la solution de chlorure, que l'on changera tous les deux jours. On fera des aspersions journalières avec un ou deux verres de cette solution, sur les points où quelque mauvaise odeur annonce la fermentation des matières organiques; on pourra y laisser une assiette de cette solution.

Chaque individu parviendra facilement à s'environner d'une émanation continuelle de chlore : 1° en trempant une fois en vingt-quatre heures, dans la solution, un linge que l'on exprimera fortement, et que l'on enveloppera dans une cravate ou fichu porté au cou : 2° en se lavant les mains dans la solution, et les laissant sécher après les avoir essuyées légèrement.

Un moyen facile de répandre une plus grande quantité de chlore dans un endroit que l'on veut assainir promptement, consiste à tremper de vieux linges dans la solution, et à les étendre sur une corde dans cet endroit.

La solution de chlorure, susceptible d'enlever des taches d'un grand nombre de matières colorantes, peut,

de s'entasser dans des endroits fermés et étroits, choisiront, pour but de leurs promenades, les lieux élevés où les bals et les cafés sont en plein air. A Paris, les environs de Montmartre seraient très-convenables. Beaucoup d'autres endroits peuvent

---

par cette raison, déteindre certaines étoffes ; il sera bien d'éviter d'en répandre dessus.

Lorsque toute la solution claire sera épuisée, on remplira d'eau la fontaine, en délayant le dépôt : puis on laissera de nouveau déposer pendant deux ou trois heures : alors on soutirera toute la solution claire dans un ou deux seaux ; on jettera tout le dépôt ou marc resté dans la fontaine, puis on remettra dans celle-ci la même quantité de chlorure neuf que la première fois, que l'on délayera de même, si ce n'est qu'au lieu d'eau pure, on emploiera l'eau soutirée du dépôt.

La dépense de ce moyen d'assainissement est très-minime : un kilogramme de chlorure de chaux en poudre, de très-bonne qualité, se vend environ 2 fr. chez tous les pharmaciens ; cette quantité suffit dans un ménage moyen, pour remplir deux fois la fontaine de chlorure, et donne chaque fois environ douze litres ou soixante-douze verres de solution, dont trois seulement peuvent être employés par jour ; chaque solution durera donc à peu près vingt-quatre jours. La dépense, par conséquent, ne sera que de 1 fr. 25 cent. par mois.

(*Journal de chimie médicale.*)

également réunir les mêmes avantages. Les personnes religieuses qui fréquentent les églises, éviteront, autant que possible, d'y aller à jeun; elles devront se garantir de l'humidité des pieds, et auront soin surtout de n'y pas rester trop long-temps. Dans le cas d'inhumations, les parens seuls devront être admis dans l'enceinte de l'église. L'enterrement se fera sans appareil et sans bruit.

Les eaux ont une grande influence sur l'économie animale. Nous avons souvent vu coïncider l'apparition du choléra avec l'ingestion des boissons bourbeuses, malpropres: on remédierait facilement à cet inconvénient, en multipliant le nombre des fontaines, et principalement des bornes-fontaines. Mais, parmi les causes qu'on peut considérer comme donnant beaucoup d'extension au choléra, nous mettrons en première ligne la misère; on pourrait diminuer son action, en augmentant le nombre de ses domestiques. C'est dans de pareils momens que tous les cœurs généreux doivent se réunir pour soulager les infortunés. En diminuant leur somme de maux, le riche diminue pour lui les chances de la maladie. L'humanité bien entendue est le contrepoison du fléau.

Il est une classe de la société dont la santé est d'un haut intérêt pour le pays, parce qu'elle est chargée d'assurer sa tranquillité au-dedans, et de le faire respecter au-dehors; j'ai nommé l'armée. Lorsque le choléra éclata dans Posen, on fit éloigner de suite la division qui l'occupait, et on la dirigea vers des lieux qui n'étaient point infectés. La portion de la division Rybinsky, qui était campée sur une colline, fut épargnée, tandis que celle qui était placée au bas eut un assez grand nombre de malades. La même remarque a été faite aux Indes-Orientales. Les soldats polonais, attaqués par le choléra, furent principalement ceux qui campaient dans des endroits bas, humides et marécageux, qui se nourrissaient mal, mangeaient des viandes de porc salées, buvaient des eaux bourbeuses, et avaient beaucoup souffert du froid, du chaud, de l'humidité et de la pluie. A Modlin, les militaires étaient logés dans le voisinage de cloaques; on leur distribua la viande pour quatre jours, à une époque où les chaleurs étaient extrêmes; presque aussitôt le choléra se manifesta parmi eux, et fit un assez grand nombre de victimes. Le général Lubienski purgea sa brigade de malades, en les faisant placer dans de bonnes baraques, soigner dès le début du mal, et en se montrant très-sévère sur la qualité des vivres. Pour conserver la santé des soldats, il faudra les loger dans des casernes vastes, sèches, bien exposées et très-proprement tenues; si la maladie sévissait avec fureur dans une ville, il faudrait les en éloigner, et les faire camper dans un endroit sec, élevé, où l'on construirait des baraques bien couvertes. Je n'insiste point sur la qualité des alimens, sur la propreté des vêtemens, du linge, des lits et des chambres: l'administration de la guerre a fait, sous ce rapport, d'immenses progrès chez nous. Dans le cas où l'épidémie se déclarerait en France, il conviendrait de recommander aux soldats de ne pas s'exposer au refroidissement, de ne point se déshabiller le soir à l'air, de ne pas boire d'eau froide après s'être échauffés, surtout de l'eau bourbeuse et stagnante. L'usage de la ceinture de flanelle, si général dans l'armée polonaise, devrait être également adopté par le ministre de la guerre.

Jusqu'ici nous n'avons parlé que des mesures à prendre pour conserver la santé; occupons-nous maintenant des secours à donner aux cholériques.

A Varsovie on avait attaché à chaque quartier, un médecin dont les fonctions étaient de soigner les individus affectés, s'ils le désiraient, ou de les diriger vers les hôpitaux, s'ils étaient indigens. Dans chaque arrondissement on avait établi un dépôt de brancards et de civières, pour le transport des malades. Les habitans, et surtout les propriétaires et les principaux locataires, étaient invités à prévenir sur-le-champ leurs commissaires respectifs, de tout ce qui avait rapport à la maladie. Les mêmes mesures seraient adoptées dans notre pays, mais il faudrait que les secours fussent administrés plus promptement qu'à Varsovie, parce que les malades nous étaient presque toujours envoyés le second jour de l'affection, et quelquefois même expirans. Sur quatre-vingt-sept malades entrés dans un hôpital, vingt-quatre sont arrivés mourans. La création des médecins de quartier ayant été jugée insuffisante, le gouverneur Kruckowiecki demanda que chaque médecin écrivît son nom et sa profession sur le devant de sa porte. L'académie royale de médecine a partagé cette manière de voir, que nous eussions blâmée dans toute autre circonstance.

Les hôpitaux ou les salles destinées aux cholériques (car il est impossible d'établir un hôpital pour chaque quartier) devront être encore plus spécialement surveillés que les autres établissemens publics. Ils seront vastes, bien aérés et tenus avec une extrême propreté ; les malades seront placés à une certaine distance les uns des autres; on enlevera avec le plus grand soin toutes les déjections; matin et soir on fera des fumigations; on pourrait aussi avoir recours au moyen proposé par M. Payen, et dont nous avons parlé à la page 197. Les individus qui succomberont seront presqu'aussitôt enlevés, arrosés d'eau chlorurée, et enterrés dans un espace de temps plus court que ceux qui meurent de maladies ordinaires. Nous pensons que dans ce cas les fosses doivent être profondes et placées dans un endroit écarté du cimetière. Les lits, les effets, le linge et les chambres des morts et des individus guéris, seront soumis aux purifications d'usage. L'ouverture des corps pouvant fournir d'utiles renseignemens à la médecine, l'autorité ne doit point s'opposer à ce genre de recherches; mais il est cependant certaines règles qu'il est utile d'observer dans l'intérêt de la santé publique. Les amphithéâtres de dissection seront établis hors de l'enceinte des villes, dans l'endroit le plus élevé possible; ils seront pourvus de solution de chlorure de chaux, qu'on peut se procurer à très-bon compte, d'après le procédé indiqué par M. Payen. Dès qu'une ouverture sera terminée, le médecin se lavera les mains dans la solution de chlore, fera nettoyer les instrumens, et ordonnera qu'on enlève de suite le corps, en ayant soin de le faire arroser avec la liqueur. Les autopsies seront faites dix ou douze heures après la mort. En Prusse, les médecins des lazarets sont revêtus d'une blouse de toile cirée; à Milan, les médecins qui sont chargés au grand hôpital, des salles de maladies contagieuses, et surtout de la division des fièvres pétéchiales, prennent une blouse de toile pendant leur visite, et se lavent les mains dans l'eau chlorurée.

Les considérations dans lesquelles nous venons d'entrer, quelqu'étendues qu'elles soient, pourraient encore donner lieu à de nombreux commentaires; mais telles quelles sont, leur connaissance sera d'autant plus utile à nos compatriotes, que tout ce que nous venons de dire est le résultat de nos observations et de notre expérience. Puissions-nous réussir à les préserver du mal, ou du moins à diminuer son intensité! ce serait la plus douce récompense de nos travaux.

TRAITEMENT.

Une des grandes illusions de l'espèce humaine, a été de chercher dans tous les temps des panacées contre les maladies ; de là le charlatanisme et ses spécifiques merveilleux ; en ce moment, l'Europe entière n'est plus qu'une vaste affiche où l'on annonce en lettres colossales les recettes admirables qui doivent préserver du choléra. Là, c'est la ceinture, ici c'est l'élixir, partout ce sont des titres mensongers qui démontrent jusqu'à l'évidence que ce siècle, qui se croit celui des lumières, est au moins celui des fripons. Nous aurions mauvaise grâce à nous élever contre cette disposition des esprits, laissons donc acheter cette foule de préservatifs qu'on débite si audacieusement ; les dupes apprendront plus tard, à leurs dépens, ce qu'il en coûte pour se fier aux trompeurs. Mais si nous ne pouvons nous opposer à cette tendance de la multitude, nous avons des devoirs à remplir envers la portion éclairée de la société; notre tâche sera facile, la vérité va nous servir de guide.

En lisant dans les ouvrages de statistique qui ont été publiés sur le choléra-morbus, que depuis 1817, quarante millions d'hommes ont été victimes de ce fléau, le découragement s'empare de l'âme. Comment combattre un mal aussi affreux? quels moyens assez puissans pour triompher de sa violence? En face du péril, conservons notre énergie, et voyons d'abord quels sont les élémens de cette effrayante mortalité. De quelque côté que nous jetions nos regards, nous n'apercevons que des populations esclaves, malheureuses, affaiblies par toutes les privations, par des excès, par cette longue liste de causes débilitantes que nous avons déjà signalées, et surtout démoralisées par une frayeur terrible dont il est difficile de se faire une idée. Des derniers rangs de la société cette peur a gagné les classes les plus élevées; à notre retour nous avons trouvé toute l'Allemagne dans une consternation qui tenait de la stupeur: partout le mot choléra retentissait d'une manière lamentable, c'était le cri d'une terreur générale. Nous pourrions citer des villes où plusieurs individus étaient devenus fous par la crainte du choléra, et déjà même en France nous avons de semblables résultats à déplorer. Ainsi donc des millions de malheureux qui ont à peine un morceau de pain, des gens riches tremblans de frayeur, des foyers d'infection en tous lieux, voilà en dernière analyse les matériaux qui donnent au choléra sa prodigieuse activité. La mortalité des premiers jours, si considérable dans les villes, est encore une preuve convaincante de notre opinion; de quoi se compose-t-elle, en effet? des individus qui présentent un côté vulnérable, de ceux que l'effroi a privés de toute force morale. Mais lorsque ces victimes ont succombé, on voit tout-à-coup le nombre des morts diminuer dans une proportion étonnante, parce qu'on se familiarise avec l'idée du danger; il augmente de nouveau lorsque quelqu'événement imprévu épouvante les populations, ou leur inspire des craintes exagérées.

Cette influence de la peur a été bien sensible à Varsovie : toutes les fois que quelque bruit sinistre, que quelque mesure préventive, maladroite, est venue frapper l'esprit du peuple, la mortalité était plus grande. Le choléra, qui avait moissonné les Polonais par centaines à son apparition, avait cessé tellement ses ravages pendant le mois de mai, que tout le monde se flattait de l'espérance de le voir bientôt terminé. Le 27, on reçoit la nouvelle des grandes pertes qu'a coûtées la victoire d'Ostrolenka; chaque famille a quelque membre à regretter; à l'instant même le nombre des malades et des mourans augmente d'une manière remarquable; le 26 et le 27, il n'était entré dans les hôpitaux que vingt et une personnes, dont quatre seulement avait péri; du 28 au 29, trente-neuf malades sont reçus dans les établissemens publics, dix-sept meurent; du 30 au 31 on en admet quarante-six, et la proportion va toujours en croissant. A cette époque quelques personnes de la classe aisée furent également attaquées du choléra. (*Voir* les états 6, 7 et 8).

Voici donc des détails qui justifient la médecine du reproche d'insuffisance qu'on lui a adressé; nous allons maintenant examiner l'action de ses agens, et plus d'une fois nous pourrons nous convaincre que ses ressources sont souvent puissantes pour arrêter le mal qui désole l'Europe.

Lorsque le choléra-morbus se montra pour la première fois à Varsovie, il y eut une grande hésitation parmi les médecins du pays et dans le comité supérieur de santé, non-seulement sur la nature du mal, mais sur les remèdes qui devaient servir à le combattre. Aussi le traitement n'a-t-il eu rien de déterminé; il a varié suivant les opinions médicales, je dirais même suivant la nation des praticiens. Dans le principe, on ne put que recommander la pratique des Anglais dans l'Inde; presque tous les premiers malades étaient saignés dès le début, s'ils étaient forts et vigoureux; le doigt sur l'artère on mesurait l'effet de la saignée, et le sang était arrêté dès que le pouls fléchissait trop fortement (1). Le calomel venait ensuite; on en administrait toutes les deux heures des pilules de deux à quatre grains, rarement plus, auxquelles était joint un quart, un demi-grain ou un grain d'opium. Quelques praticiens suppléaient à cette médication par quinze à vingt gouttes de laudanum, qu'ils donnaient sur un morceau de sucre; en même temps, et de quart-d'heure en quart-d'heure, ou de demi-heure en demi-heure, les malades buvaient une infusion théiforme de fleurs de mélisse et de feuilles de menthe très-chaude, et l'on employait tous les moyens propres à rappeler la chaleur aux membres, et à rétablir la circulation interrompue à l'extérieur. On se servait pour cela de sinapismes promenés sur les pieds, les jambes, les cuisses, le ventre, l'épigastre; de

(1) A cette période de la maladie, la saignée tend à rétablir l'équilibre de la circulation, qui abandonne la périphérie, pour se concentrer vers les organes internes: elle agit à la manière des anti-spasmodiques diffusibles.

frictions pratiquées sur tout le corps avec des flanelles imbibées d'eau-de-vie camphrée ou d'autres spiritueux; de flanelles, de bouteilles et de briques très-chaudes. Lorsque ces moyens n'arrivaient pas au résultat voulu, on plongeait le malade dans un bain d'eau tiède, et quelquefois on parvenait ainsi à faire cesser le froid glacial du corps; la circulation se rétablissait, et le sang, qui ne sortait pas de la veine étant ouverte, recommençait à couler. Les bains de vapeurs aromatiques ont été employés avec succès.

Telle est la méthode du traitement qui, sauf quelques modifications, a été suivie par nous et nos confrères au début de l'épidémie; mais bientôt nous nous aperçûmes que la saignée n'était plus aussi efficace, à cause du changement qui s'opéra dans le caractère de la maladie, et l'on en borna l'emploi; elle ne fut pratiquée que chez les gens très-forts et très-vigoureux, et chez les malades qui présentaient des signes d'une trop forte réaction. Une autre modification fut également apportée par quelques praticiens; attribuant la longueur de la convalescence à l'emploi du calomel et de l'opium, ils lui substituèrent l'ammoniaque liquide à la dose d'une goutte toutes les heures pour les enfans, et de quatre, cinq et six gouttes pour les adultes, prises dans une cuillerée d'eau. Cette méthode, qui compta des succès à Opatow, n'eut pas ailleurs un résultat tranché, et cependant nous lui avons vu quelquefois arrêter les vomissemens et les déjections alvines. C'est seulement lorsque les doses d'ammoniaque avaient produit cet effet, qu'elles étaient diminuées de moitié environ, et que l'on faisait avaler au malade un verre d'eau chaude toutes les demi-heures; au sixième verre, l'on ajoutait quatre ou six gouttes de laudanum, et l'on s'arrêtait là. Dans ce traitement on n'avait point recours à la saignée. Certains médecins ayant à traiter des choléra peu intenses, se contentaient d'administrer à leurs malades de l'eau chaude, la potion de Rivière et la teinture aqueuse de rhubarbe; quand les vomissemens avaient cessé et que la langue était jaune et chargée, ils prescrivaient ℈ j d'ipécacuanha, et les secousses qu'il déterminait n'étaient pas sans avantage. S'il n'y avait que des nausées sans vomissement, un sinapisme sur l'épigastre, et l'usage intérieur du laudanum à la dose de quinze à vingt gouttes, suffisaient pour les faire cesser. Dans certains cas désespérés, nous avons vu employer l'extrait ou la poudre de noix vomique; mais nous ne parlerons pas de tous les essais faits sous nos yeux, nous n'en finirions pas : nous ne voulons mentionner ici que les traitemens qui ont compté quelques succès incontestables.

Voilà quelle a été la thérapeutique du choléra-morbus jusqu'à la seconde apparition de cette maladie, qui eut lieu après la bataille d'Ostrolenka, à la fin de mai. L'ébranlement moral que détermina cette désastreuse affaire, imprima au choléra une marche plus rapidement funeste. Dans cette seconde époque, il n'était pas rare de voir manquer les vomissemens et les déjections alvines. Les malades prenaient une teinte noirâtre, se couvraient d'une sueur froide colliquative; et, en trois ou quatre heures, la mort arrivait malgré les secours les plus prompts. L'inutilité des moyens employés fit douter de l'efficacité de la méthode anglaise dont on s'était bien trouvé, et il y eut un moment d'anarchie, chacun prescrivant ce qui lui passait par la tête. On oubliait que les épidémies ont des accès de fureur que rien ne saurait arrêter. Dans les essais nombreux de médicamens qui ont été tentés dans cette période, le magistère de bismuth parut d'abord réunir tous les suffrages. Moi-même, je crus quelque temps à son efficacité, et, dans une lettre écrite de Varsovie à M. Esquirol, et insérée dans les *Annales d'hygiène*, du mois de juillet dernier, j'annonçais que le docteur Léo, qui a le premier administré ce médicament, en avait retiré des avantages incontestables, surtout lorsque la maladie était récente. Malheureusement les succès qu'il avait d'abord obtenus ne se soutinrent point; plusieurs personnes traitées par ce moyen furent atteintes de violentes inflammations du tube digestif, et l'on fut forcé d'en restreindre l'usage aux cas où le système nerveux paraissait exclusivement affecté. Voici, au reste, le traitement employé par ce médecin : toutes les deux ou trois heures, selon l'urgence, il fait prendre trois grains de sous-nitrate de bismuth, combinés avec dix grains de sucre; il donne pour boisson une légère infusion de mélisse; lorsque les spasmes sont très-violens, il fait faire deux ou trois fois par jour des frictions avec un mélange d'une once de la liqueur d'ammoniaque caustique et de six onces d'esprit d'angélique (*spiritus angelicæ compositus ; Jourdan*). On doit continuer ce moyen jusqu'à ce que les urines aient repris leur cours; si la langue est chargée, il unit le bismuth avec trois grains de rhubarbe torréfiée. Il recommande des émissions sanguines de six à huit onces, ou une application de douze à seize sangsues aux personnes jeunes et sanguines, qui se plaignent de douleurs excessives dans le creux de l'estomac.

Un médecin anglais, M. le docteur Searle, qui a pratiqué long-temps dans l'Inde, et qui a consigné, dans un fort bon ouvrage sur le choléra-morbus, le fruit de son expérience dans ce pays, a préconisé à Varsovie l'usage de l'hydrochlorate de soude (sel commun), et nous devons dire que nous le lui avons vu employer avec quelques succès isolés, qui ne prouvent d'ailleurs rien pour la bonté de cette méthode. Huit individus affectés du choléra furent traités par lui de cette manière, à l'hôpital de Bagatelle; chez les trois premiers, le sel marin agit comme émétique, et ils ne parurent pas en retirer un effet désavantageux; le reste du traitement fut dirigé d'après les principes généraux : chez les cinq autres, l'hydrochlorate de soude fut le seul médicament employé; deux de ces malades étaient gravement atteints et dans un collapsus profond. M. Searle leur fit aussi administrer, dans le but de provoquer le vomissement, une forte cuillerée de sel dissous dans un verre d'eau tiède; cet effet ne se fit point attendre chez trois, mais le quatrième ne vomissant pas, on répéta quelques minutes après la même quantité de sel, qui opéra alors selon les désirs du médecin. Lorsque l'action vomitive du sel a cessé, ou même pendant les vomissemens, M. Searle fait pratiquer des frictions sèches sur toutes les parties du corps avec des flanelles chaudes, et, deux heures après la cessation des vomissemens, il prescrit, toutes les deux heures, une cuillerée de sel dissous dans de l'eau froide, et, immédiatement après, il fait avaler deux ou trois cuillerées de salep clair; par ce moyen, il obtient quelques déjections alvines de meilleure nature. Les doses de sel sont éloignées à mesure que le pouls se relève et que la chaleur de la peau revient. Sur les huit personnes traitées par l'hydrochlorate de soude, six ont recouvré la santé, et deux sont mortes. La saignée a été pratiquée chez trois de ces malades, mais pour des épiphénomènes indépendans du choléra; le premier était une femme dont l'état pléthorique tenait à une grossesse avancée;

le second malade se plaignait d'un point de côté et d'une gêne extrême de la respiration ; le troisième avait une grande oppression et quelques symptômes cérébraux avec somnolence. Cette méthode de traitement a été employée à Saint-Pétersbourg par deux médecins allemands, MM. Isenbeck et Brailow. Ils donnent à la fois, dans six onces d'eau chaude, deux cuillerées de sel de table ordinaire et une cuillerée du même mélange froid, chacune des deux heures suivantes. Ils commencent toujours par la saignée. Ces médecins prétendent avoir traité trente malades par cette méthode, et n'en avoir perdu aucun ! M. Searle a pratiqué l'acupuncture du cœur, sans résultat appréciable.

Si maintenant on nous demande quel est le fond de notre pensée sur le traitement qui convient au choléra-morbus, nous répondrons qu'il n'en est pas d'applicable à tous les cas; que nous n'avons pas vu de médicament ayant une action spécifique sur la cause inconnue de la maladie. D'ailleurs l'intensité du mal a été subordonnée, à Varsovie, aux changemens brusques de la température et aux grandes causes morales qui ont agi sur l'esprit du peuple. Ainsi, après la bataille d'Ostrolenka, comme nous l'avons déjà dit, la maladie prit une gravité extraordinaire, et sa terminaison fut encore plus hâtivement funeste. Il en fut de même dans le courant du mois de juin, lorsqu'un vent froid, joint à des pluies abondantes et à des orages, vint tout-à-coup succéder à une température assez élevée. Sous l'influence de ces variations brusques de l'atmosphère, qui se sont renouvelées plusieurs fois pendant notre séjour à Varsovie, le choléra s'est montré avec plus d'intensité et a fait un plus grand nombre de victimes. Dans ces cas divers, les moyens curatifs qui avaient auparavant quelque succès, restaient sans aucune efficacité sur la marche des accidens.

Cependant, au milieu de l'appareil des symptômes, il en est qui dominent en quelque sorte tous les autres; ce sont ceux qui attestent la concentration extraordinaire qui s'opère vers le centre nerveux de la vie organique, et les organes digestifs qui nous ont souvent offert les traces d'une véritable inflammation. Circulation, innervation, tout est suspendu à la périphérie : c'est à les rétablir, comme aussi à éteindre l'orgasme de l'estomac et du canal intestinal, que doit tendre la thérapeutique la mieux entendue.

Les moyens sont très-variés pour arriver à ce résultat : aussi les médecins qui aiment à avoir l'air de faire quelque chose de différent de leurs confrères, tout en remplissant les mêmes indications, ont-ils eu ici un large champ et un nombre prodigieux de succédanés à exploiter; saignée, sangsues, boissons chaudes, excitans aromatiques, huiles essentielles, frictions sèches, frictions aromatiques, bains de toute espèce, moxas, vésicatoires, eau bouillante, sinapismes, calmans variés, tout a été expérimenté !

Pour nous, voici, parmi la série de ces moyens, ceux que nous emploierions de préférence dans le cas où le choléra-morbus viendrait à atteindre quelque membre de notre famille ou toute autre personne confiée à nos soins. Si la maladie était bénigne, et que nous aperçussions dans le principe les signes d'une congestion inflammatoire de l'estomac, nous commencerions par faire appliquer des ventouses scarifiées ou un bon nombre de sangsues à l'estomac, et même par une saignée, si le sujet était fort; ensuite nous nous bornerions à faire prendre des boissons chaudes, adoucissantes ou aromatiques, suivant les cas; elles consisteraient en une tasse de décoction de riz, d'orge, ou d'infusion bien chaude de feuilles de menthe poivrée, de mélisse, et mieux encore, de thé, tous les quarts-d'heure ou toutes les demi-heures; l'action de ces boissons serait augmentée par trois ou quatre gouttes d'ammoniaque liquide administrées dans une tasse d'infusion toutes les trois heures, et par des frictions sur la région précordiale, sur les bras, sur les jambes et les cuisses, avec des flanelles imbibées d'alcoolat de lavande ou de romarin. Nous recouvririons en même temps les pieds, les mains et le ventre de sinapismes faits avec de l'eau, et nous en augmenterions encore, s'il était besoin, l'énergie, en frictionnant ces parties, avant de les appliquer, avec de l'essence de térébenthine. Si les vomissemens persistaient, ou bien que la concentration nerveuse ne diminuât point, j'userais de la méthode endermique; et, après avoir enlevé l'épiderme avec la pommade ammoniacale, j'appliquerais de un à deux grains d'acétate de morphine, suivant la gravité de la maladie; outre l'action calmante, ce médicament jouit de plus d'une vertu diaphorétique prononcée, très-précieuse dans ce cas. Nous donnerions en même temps à l'intérieur dix à quinze gouttes de laudanum de Rousseau sur un morceau de sucre, ou bien un demi-grain ou un grain d'opium, associé au camphre, à l'éther, à l'ammoniaque; les lavemens amylacés et opiacés seraient administrés pour calmer le spasme intestinal; et plus tard, lorsque les phénomènes nerveux auraient diminué, six à huit grains de calomel pris par pilules de deux grains, de deux heures en deux heures, en évacuant les matières contenues dans le canal intestinal, assureraient la convalescence, comme nous l'avons vu plusieurs fois. Ainsi, comme base de traitement, tout ce qui peut porter l'énergie vitale au dehors, calmer les accidens nerveux et diminuer la congestion inflammatoire de l'estomac et du canal intestinal : sangsues, saignées, opiacés, diaphorétiques, frictions et irritans externes; le moyen recommandé à Moscou de placer le malade dans un sac de balles d'avoine échauffé, nous paraît un adjuvant précieux.

Mais si le choléra revêtait ces caractères graves que nous lui avons vus si souvent, il faudrait ajouter à ce traitement quelques moyens plus énergiques. Celui auquel j'accorderais la préférence serait l'épithème sur le ventre, dont M. le docteur Ranque a donné la formule, et qu'il a souvent employé avec succès (1). Je ne doute pas que

(1) M. Ranque, dans son mémoire, établit trois formes de choléra sporadique; la névralgique, la névro-adynamique et la névro-phlegmasique. Chez douze ma-

si je l'eusse connu lorsque j'étais en Pologne, je ne m'en fusse servi avec bonheur dans plusieurs circonstances, car je recommandais expressément l'application de si-

---

lades présentant les symptômes du premier groupe, le traitement suivant a eu les plus heureux résultats : emplâtre de cigüe, un gros et demi ; soufre en poudre, un demi-gros ; faites du tout une masse bien mélangée ; couvrez-en une peau ou une toile assez grande pour couvrir la totalité du ventre, depuis l'épigastre inclusivement jusqu'au pubis : saupoudrez ensuite avec le mélange suivant : tartre stibié, un gros et demi ; camphre en poudre, un gros ; fleur de soufre, un demi-gros ; appliquez cet épithème sur le ventre, et retenez-le au moyen d'un bandage de corps : en même temps faites sur l'intérieur des cuisses, des jambes et sur la partie lombaire du rachis, des frictions que vous renouvellerez six ou huit fois dans le jour, avec une cuillerée du liniment suivant : eau de laurier cerise, deux onces ; éther sulfurique, une once : extrait de belladone, deux scrupules.

Dans le choléra névralgique, devenu adynamique, il faut recouvrir le ventre avec l'épithème fortement saupoudré : mais au lieu de liniment sédatif, il faut employer le liniment suivant, qui est stimulant et tonique : huile de camomille, deux parties ; teinture éthérée de kina jaune, une partie ; il faut de plus donner par cuillerée, d'heure en heure, un mélange de deux tiers de vin d'Alicante et d'un tiers d'eau d'orge. Si la maladie prend un caractère rémittent ou intermittent, l'on ajoutera un demi-gros de sulfate de quinine par deux onces de lini-

napismes sur l'épigastre et sur le ventre; c'est, en effet, sur les tégumens de ces parties qu'il est le plus avantageux de porter la révulsion; et quel moyen plus actif d'obtenir ce résultat, que l'épithème saupoudré de M. Ranque, qui, dans quelques heures, détermine la formation de gros boutons sur toute la surface où il a été appliqué? Les frictions que recommande ce médecin à l'intérieur des cuisses, me paraissent aussi bien indiquées; ce serait de même le cas de donner l'éther, ou bien le laudanum associé à l'alcoolat de menthe, une partie du premier sur deux parties du second, selon la méthode qu'a fait connaître

---

ment, et l'on en fera des frictions de demi-heure en demi-heure, sur la région du cœur, l'intérieur des cuisses et des jambes, et sur la colonne épinière.

Dans le groupe névro-phlegmasique, il faut commencer par les demi-bains, les sangsues sur l'abdomen, les lavemens adoucissans, les topiques mucilagineux, et si les phénomènes cholériques persistent après la cessation des symptômes inflammatoires, on pourra en venir alors à l'épithème non saupoudré d'abord, puis saupoudré si le premier a été inefficace, et employer enfin le liniment sédatif.

notre excellent confrère, M. Réveillé-Parise; on aurait aussi recours aux huiles essentielles et aromatiques, si l'adynamie était le symptôme dominant, et aux saignées, si le sujet était fort et pléthorique, et les symptômes de réaction trop énergiques.

Voilà quel serait ma ligne de conduite dans le choléra; malheureusement je n'apporte pas de panacée, quoique j'aie été loin pour observer la maladie; mais ce que je conseille est basé sur l'observation de l'action que j'ai vu produire à ces divers médicamens chez les cholériques : mes présomptions peuvent donc avoir quelque poids. Je dis présomptions, et c'est à dessein, car il n'est aucune médication qui ait, dans la maladie dont nous parlons, une action spéciale, si ce n'est celle qui tend à faire cesser la concentration interne et rétablir la transpiration ; et précisément il n'est point en thérapeutique de sudorifique certain. On nous dit que l'huile de cajeput jouit à un très-haut degré de la vertu diaphorétique : s'il en est ainsi, nous lui promettons de nombreux succès; mais nous n'osons pas y compter (1).

Quelle que soit la méthode de traitement que l'on adopte, rappelons-nous que la constitution du choléra diffère souvent dans la même épidémie; que tel médicament qui avait d'abord obtenu des succès, perd tout-à-coup sa vertu et les propriétés qu'on lui attribuait, sous l'influence d'une commotion morale ou d'une variation atmosphérique; n'oublions pas également que, dans cette terrible maladie, il faut administrer les secours dès le début; sa marche est si rapide qu'au bout de quelques heures il est souvent trop tard. Aussi ne doit-on pas hésiter un seul instant à appeler le médecin, lorsque, dans une épidémie de choléra, on éprouve le plus léger malaise, de la faiblesse, des étourdissemens, une simple diarrhée; c'est une question de vie ou de mort (2).

---

(1) Une partie de cet article a été publiée dans le Bulletin général de thérapeutique de M. Miguel.

(2) Dès les premières atteintes du mal, et pendant

Nous croyons ne pouvoir mieux terminer ce chapitre, qu'en exposant brièvement les divers modes de traitement employés par nos confrères de Pologne ; ils pourront fournir de nouvelles indications, et montreront surtout que la médecine combat souvent avec avantage l'affreux fléau qui désole le monde.

M. Janikowski, médecin de l'hôpital de la Bienfaisance, nous a présenté des états récapitulatifs des individus qu'il a eus à traiter en ville et dans son hôpital ; le chiffre des premiers a été de 20 personnes, celui des seconds de 46. Voici le traitement le plus généralement adopté par ce praticien recommandable : lorsque les sujets étaient pléthoriques, ou présentaient des signes évidens de congestion, il faisait pratiquer

---

qu'on ira chercher le médecin, le patient boira de quart-d'heure en quart-d'heure une tasse d'eau chaude sucrée, dans laquelle on mettra quelques gouttes d'eau de Cologne, et il se fera frictionner sans interruption les jambes et la plante des pieds avec une brosse. Il aura soin de se bien couvrir, pour déterminer une transpiration abondante.

dès l'imminence une saignée abondante; il donnait ensuite, toutes les trois heures, le calomel à la dose de deux grains combinés avec un grain d'opium; si les symptômes devenaient moins intenses, il réduisait la dose à un grain de calomel et à un demi-grain d'opium. Pendant les intervalles, le malade buvait tous les quarts-d'heure un verre d'eau chaude, ou une légère infusion de menthe. M. Janikowski faisait appliquer des sinapismes sur le creux de l'estomac, et frictionner les membres avec de la flanelle sèche ou de l'eau-de-vie camphrée. Ce médecin a fait la remarque qu'au bout de vingt-quatre heures il s'opérait presque constamment un grand changement dans la maladie, changement qui en nécessitait un autre dans le traitement; le choléra diminuait d'intensité, ou bien il augmentait. Dans le premier cas, les crampes et les vomissemens cessaient, la diarrhée seule persistait quelques jours; la langue devenait chargée, jaunâtre, sans être sèche. Cet état que M. Janikowski considère comme gastrique, était traité par la teinture aqueuse de rhubarbe, l'eau de menthe avec un sirop quelconque, les boissons mucilagineuses. Il a aussi observé que, dans quelques circonstances, lorsque l'amélioration faisait peu de progrès, la noix vomique à la dose d'un demi-grain dans une cuillerée à bouche d'une décoction émolliente, administrée toutes les quatre heures, avait paru de quelqu'utilité. Chez d'autres individus, les symptômes augmentaient d'intensité, la langue devenait sèche, sans être chargée, le ventre était balloné, sensible au toucher, le pouls accéléré, la soif grande ; ces patiens ne vomissaient plus, n'avaient point d'évacuations alvines ou n'en avaient que de très-médiocres ; les facultés intellectuelles s'obscurcissaient, il y avait de la lenteur, un peu de stupeur. M. Janikowski traitait ces malades par les antiphlogistiques, les émolliens, il cessait l'usage du calomel ; mais quels qu'aient été les moyens qu'il a employés, il les a presque toujours vus succomber, tandis qu'au contraire ceux qui présentaient des symptômes gastriques recouvraient presque constamment la santé. Dans ce cas, les évacuations alvines prenaient d'abord une teinte verdâtre, jaunâtre, puis l'aspect d'une simple diarrhée, qui persistait quatre ou cinq jours; le rétablissement était alors complet. Ce médecin a donné ses soins à des individus chez lesquels la maladie a entièrement cessé après une saignée; le barbier qui servait d'aide à notre médecin, eut des prodrômes du choléra avec diarrhée et sensibilité du ventre; nous lui recommandâmes une saignée et des lavemens, le surlendemain il reprit son service; c'était un jeune homme de 15 ans, maigre, et d'une constitution délicate. A l'apparition du choléra dans l'hôpital de la Bienfaisance, le 26 avril, la population, qui était d'environ 200 personnes, eut constamment chaque jour deux, trois, cinq, six malades jusqu'au 5 mai; depuis cette époque personne n'a été atteint dans la maison. Sur quarante-six individus qui ont présenté des symptômes de l'épidémie régnante, vingt-six ont guéri et vingt sont morts; la mortalité a eu principalement lieu parmi les vieillards dont cet établissement est en grande partie composé. Six enfans et deux sœurs-grises, qui avaient été attaqués par le mal, se sont promptement rétablis. En ville, M. Janikowski a traité vingt personnes, quatre sont mortes, et seize ont été guéries. Plusieurs étaient très-gravement indisposées.

Pratique de M. Koehler.

Ce médecin, considérant la tendance du sang à se porter de la périphérie vers le cœur et les gros vaisseaux, recommande souvent la saignée; il a plus spécialement employé l'ammoniaque liquide; il donne aux enfans une goutte de cette liqueur toutes les heures, dans une cuillerée d'eau, et aux adultes, quatre, cinq, six gouttes dans le même véhicule; à l'aide de ce moyen il arrête souvent les vomissemens et les évacuations; lorsqu'il y a de l'amélioration, il diminue successivement les doses. J'ai remarqué, dit M. Koehler, que lorsque je cessais tout-à-coup l'ammoniaque, les évacuations revenaient, les vomissemens n'étaient plus spontanés, mais reparaissaient après que les individus avaient pris une boisson tiède quelconque. Il prescrit l'eau chaude sans émission sanguine, lorsque le corps est très-froid; au sixième verre, il ajoute quatre, cinq, six gouttes de laudanum, et successivement jusqu'à quinze. Appelé en ville pour un jeune homme de vingt ans, qui avait pris toutes les deux heures trois grains de calomel et un grain d'opium, il le trouva dans un état de somnolence; il lui administra une saturation faite avec ʒ ij de sous-carbonate de potasse et ℥ ij d'eau distillée de menthe; en quatorze heures tous les accidens se dissipèrent, mais ils furent remplacés par un ptyalisme qui dura quinze jours, et qui fut guéri par trois bains sulfureux, la maladie première ayant empêché de recourir aux dérivatifs. Le docteur Koehler a remarqué que, dans les cas de choléra légers, l'eau chaude, la potion de rivière et la teinture aqueuse de rhubarbe, guérissaient très-promptement. Le 25 mai il est entré dans l'hôpital dirigé par ce médecin, un enfant présentant les symptômes du choléra, auxquels a succédé la plique, ce qui semblerait confirmer l'opinion du docteur Malcz, qui considère la plique comme une crise des maladies.

Pratique de M. Le Brun.

Ce médecin a eu environ soixante malades à traiter, il en a perdu à peu près la moitié. Ce résultat s'explique naturellement par l'époque avancée à laquelle se présentent les malades; beaucoup n'arrivent qu'au second et même au troisième degré de la maladie, c'est-à-dire, lorsque les chances de guérison sont les plus défavorables, si même il y en a encore. Les états de mouvement dans les hôpitaux, adressés chaque jour à notre commission, ne laissent aucun doute à cet égard. M. Le Brun est du grand nombre des médecins qui sont persuadés que la saignée est indispensable. Après l'émission sanguine, il donne l'eau très-chaude tous les quarts-d'heure, et à chaque quatrième ou cinquième verre, il fait ajouter cinq ou six gouttes de laudanum; il s'est quelquefois bien trouvé de l'emploi du camphre à la dose de six grains combinés avec le calomel; ce moyen parvenait dans quelques cas à rappeler la chaleur et la transpiration; dès que le dévoiement a cessé, il donne seulement la teinture de rhubarbe. En ville, il a eu à traiter vingt personnes, cinq sont mortes, les autres ont guéri; parmi ces individus, un était fort et vigoureux, et se portait bien la veille; il sort de son lit en transpiration, met les pieds sur le pavé; quelques heures après il est atteint du choléra; en trois heures il était mort.

Pratique de M. Enoch.

Ce médecin recommandable a donné ses soins à quarante-trois cholériques, dont cinq seulement se trouvaient dans les salles de son hôpital; il n'a eu à déplorer que la perte de sept personnes; c'étaient presque tous des vieillards; il fait pratiquer la saignée à la plupart de ses malades, prescrit le calomel à la dose de deux grains unis avec un quart de grain d'opium, et donne ensuite une saturation; quand le vomissement a cessé, si la langue est jaune, il administre le calomel avec la rhubarbe. Chaque heure le malade prend dix grains de rhubarbe; il seconde l'action de ce médicament par des lavemens. Il regarde les sinapismes comme très-propres à réchauffer les extrémités; au début de la maladie, lorsqu'il n'existe encore que des nausées sans vomissemens, il fait appliquer des sinapismes sur l'estomac, et donne la teinture d'opium à la dose de quinze gouttes; ce moyen a suffi dans plusieurs cas pour produire une guérison parfaite. Ce médecin croit que fort souvent le refroidissement est la cause de la maladie; il dit que le retour de la chaleur n'est pas toujours un signe favorable, tandis que le changement de la physionomie, qui prend un air plus gai, la fin de l'anxiété et la proéminence des yeux qui étaient enfoncés, sont des signes d'un heureux augure. Il a également fait la remarque que les diarrhées bilieuses qui se montrent chaque année, après avoir duré trois à quatre jours, se transforment en choléra. Il les combat par la poudre de Dower et le laudanum à la dose de dix à douze gouttes, et dans le plus grand nombre de cas, la maladie est arrêtée, et l'appétit revient presqu'aussitôt.

Pratique de M. Bernstein.

Ce praticien est chargé de l'hôpital des juifs; il a employé la saignée beaucoup plus rarement que ses autres confrères; il administre presqu'exclusivement l'eau chaude et le calomel; la mortalité dans son établissement a été d'un peu moins de la moitié.

Pratique de M. Jasinski, médecin de la police.

Il a traité trente malades, il en a perdu dix et guéri vingt. Au commencement de l'épidémie, il donnait trois grains de calomel et un grain d'opium, et pratiquait la saignée quand elle était indiquée; il faisait mettre des sangsues à l'épigastre sur l'endroit douloureux; la tisane dont il se sert ordinairement est l'infusion de valériane; mais lors de la seconde apparition de la maladie, ou si l'on aime mieux, à l'époque où elle reprit une nouvelle intensité, il adopta la méthode du docteur Léo. Un homme âgé de 36 ans, mange une assez grande quantité de pêches et boit de la bierre; il va chez un de ses amis, et apprend qu'il est mort du choléra. Cette nouvelle lui cause un tel saisissement, qu'il perd connaissance. M. Jasinski, appelé presqu'aussitôt, le trouve très-faible; il fait appliquer trente sangsues sur le ventre, prescrit quatre grains de magistère de bismuth toutes les deux heures; il ordonne deux sinapismes aux extrémités, et des frictions sur les pieds et les mains avec l'eau-de-vie camphrée; le soir le malade était réchauffé, les vomissemens avaient diminué, la diarrhée était la même; le lendemain le malade se plaignait de douleurs à la tête et de crampes dans les membres; M. Jasinski ordonna une saturation avec le sous-carbonate de potasse et le citron; les accidens du choléra disparurent, mais il resta une inflammation du tube digestif, causée par le bismuth; elle céda aux antiphlogistiques. La durée de la maladie fut de quatre jours.

Pratique de M. Kaczkowski, médecin en chef des armées polonaises.

Ce praticien estime que le nombre des individus qui ont succombé à l'armée, est d'environ 2,000. Il ne croit point la maladie contagieuse (c'est l'opinion de tous les médecins dont nous venons de faire connaître la pratique), mais il pense que les lieux qui ont été récemment habités par les cholériques, que la paille de leurs lits, leurs vêtemens, leurs immondices, peuvent infecter les individus mal disposés.

M. Kaczkowski reconnaît trois variétés du choléra : dans la première, les symptômes annoncent une inflammation très-grave de l'estomac et des intestins; contre cette forme, il recommande les saignées larges, le calomel à la dose de trois à quatre grains avec un demi-grain d'opium, toutes les deux heures; il fait mettre un vésicatoire sur le ventre, et fait promener sur le corps des sinapismes, des cataplasmes de raifort, des moxas faits avec du papier brouillard trempé dans de l'esprit de vin;

la deuxième espèce, qu'il appelle rhumatique, et qui est causée par un simple refroidissement, n'a pas un cours aussi rapide, et n'exige point des moyens aussi héroïques; la poudre de Dower, la décoction de salep, le vésicatoire au creux de l'estomac, suffisent souvent pour la guérir; dans la troisième espèce, caractérisée par des symptômes gastriques, ce médecin a recours aux moyens antiphlogistiques, mais il administre, en outre, le carbonate de magnésie par cuillerée, toutes les deux heures; pour calmer la diarrhée et les spasmes, il prescrit la teinture d'opium à la dose d'un demi-gros dans six onces de décoction de salep, il en fait prendre une cuillerée à bouche toutes les heures; lorsque le vomissement et la diarrhée ont cessé, il cherche à rétablir la transpiration cutanée; dans ce but, il administre toutes les deux heures trois grains de poudre de Dower; pour tisane ordinaire, il donne la décoction de salep et l'infusion de menthe; enfin, dans quelques cas, il prétend avoir tiré de bons effets de la potion suivante: extrait de noix vomique, trois grains; eau distillée, quatre onces; mélange de gomme arabique, demi-once; sucre blanc, deux drachmes; à prendre toutes les demi-heures, par cuillerées à bouche; lorsque les spasmes, les vomissemens et les évacuations sont arrêtés, il éloigne successivement l'administration du remède. D'après ses rapports, ce médecin aurait perdu le sixième de ses malades.

Nous ne parlerons point de l'hydrocyanate de zinc, du calomel à hautes doses, de l'eau oxigénée, du gaz oxigène, qui ont été tous employés sans résultat; nous n'ajouterons plus qu'un mot. Le docteur Lessel, médecin de l'hospice des Vénériens, a prescrit avec succès l'ipécacuanha, lorsque le choléra s'accompagnait d'un état saburral.

P. S. Je viens de lire, dans le compte rendu de la séance du 11 octobre de l'Académie de médecine (*Gaz. méd.*), que M. Chamberet, médecin de la commission militaire, a annoncé que le choléra avait été observé avant le combat du 10 avril; je suis loin de révoquer en doute la véracité de M. Chamberet: je lui ferai seulement observer que M. le Gallois et moi nous étions arrivés à Varsovie dans les premiers jours du mois d'avril, trois semaines avant qu'on eût le moindre soupçon de l'épidémie. Les médecins polonais tombèrent si peu d'accord sur la nature de la maladie, que le gouvernement nous envoya au camp pour fixer son opinion. Le 16, nous nous réunîmes au palais du gouvernement, et là, en présence du prince Czartorinski, de MM. Ostrowski, Morawski, Niémojoski et de plusieurs médecins, nous demandâmes que nos collègues déclarassent formellement si le procès-verbal que nous venions de lire était conforme à ce qu'ils avaient observé. Sur leur réponse affirmative, nous leur dîmes que la maladie était pour nous le choléra de l'Asie, et que sous peu de jours la mortalité convaincrait les plus incrédules. Il est donc constant que, loin d'avoir reconnu à cette époque le choléra, les médecins polonais disputaient sur son existence, et que ce fut nous qui en prévînmes les autorités du pays. C'est surtout pour ce service que l'illustre Skrzynecki nous décora, M. le Gallois et moi, de l'ordre du Mérite militaire.

ACTES

DU COMITÉ CENTRAL.

I.

Le comité central (1), réuni au conseil général de médecine, a l'honneur de prévenir la commission de l'intérieur des dispositions sanitaires qu'il vient de prendre, afin que le gouvernement les fasse exécuter sous le plus bref délai.

Les progrès et la violence du choléra-morbus, l'incertitude où l'on est sur sa nature, exigent d'abord que les hôpitaux pour les cholériques soient construits de l'autre côté de la Vistule, où s'est montré

---

(1) Le comite central fut d'abord composé de MM. Malcz, Enoch. Janikowski. Koehler, le Brun, Jasinski, Fijatkowski, le Gallois, Brierre-de-Boismont; le 17 juin on lui adjoignit MM. Foy et Léo.

le choléra, pour éviter le transport des malades à Varsovie (1). Relativement aux mesures de police qui concernent la ville, voici celles que le comité central propose :

1° Les employés chargés de la voierie tâcheront de veiller avec soin à la propreté des rues ; ils feront enlever, tous les jours, les immondices des rues et des cours ; ils empêcheront de brûler des fumiers et autres choses semblables dans les rues et sur les places publiques, la mauvaise odeur qui s'en exhale ne pouvant qu'être préjudiciable à la santé ;

2° La maladie attaquant plus particulièrement les gens pauvres et les ouvriers qui manquent des premiers besoins de la vie, on organisera des hôpitaux pour les recevoir, et empêcher ainsi la propagation du mal ;

3° Il y aura dans chaque arrondissement

(1) De grands obstacles s'opposèrent à l'exécution de cette mesure, qui aurait, d'ailleurs, été rapportée plus tard, le comité, moins deux membres, ayant reconnu que la maladie n'était pas contagieuse.

un dépôt de brancards et de civières pour le transport des malades ;

4° Les habitans, et surtout les propriétaires des maisons de chaque arrondissement, devront informer sur-le-champ leur maire respectif de tout ce qui a rapport au choléra ; lorsque le malade ne pourra recevoir chez lui les secours nécessaires, le maire de l'arrondissement enverra le chirurgien du quartier dans la maison où se trouve le malade ; il fera son rapport, et ordonnera son transport à l'hôpital ;

5° Le maire de l'arrondissement est tenu d'adresser des rapports journaliers au comité central sur la marche du choléra-morbus ;

6° Les réunions trop nombreuses d'individus dans les cafés, les tavernes, les tabagies, seront interdites, parce qu'elles peuvent contribuer au progrès du mal (1) ;

7° La police visitera fréquemment les habitations des pauvres et des juifs, pour

(1) Cet article n'a point été exécuté, parce que les exemples de non-contagion se sont multipliés a l'infini.

empêcher qu'un grand nombre de personnes ne demeurent dans la même chambre, et pour que ces maisons soient tenues le plus proprement possible ; cette mesure est fondée sur les ravages que fait le choléra parmi les personnes qui habitent dans des lieux étroits et humides;

8° Les curés n'ouvriront pas les églises avant neuf heures, parce que les individus qui les fréquentent y viennent presque toujours à jeun, circonstance propre au développement du choléra;

9° On défendra, sous des peines sévères, d'abattre et de vendre les animaux malades; on prohibera également la bierre récente, les poissons morts et les viandes gelées ;

10° Les corps des cholériques seront ensevelis le même jour, sans exposition ; on observera la même disposition (il ne s'agit que de l'exposition) à l'égard des personnes mortes d'autres maladies;

11° Les transports des corps auront lieu de bon matin, ou tard dans la soirée, sans pompe religieuse ;

12° Les cadavres seront ensevelis à la profondeur de 10 pieds, dès leur arrivée au cimetière ; on n'attendra point, comme on le fait ordinairement, qu'il soit arrivé d'autres corps ;

13° Il serait peut-être utile d'inhumer les cholériques dans un cimetière particulier.

14° On nettoiera les chambres et les effets des malades et des morts, par les moyens connus.

II.

Le comité central, voulant garantir le public de vaines frayeurs, l'informe que la maladie étant surtout favorisée par un mauvais régime, il est indispensable de suivre les lois de l'hygiène pour se préserver du mal. Une des premières conditions est la propreté. Dans les maisons humides, étroites, pleines d'habitans, situées dans les rues étroites, ou le long de la Vistule, dans les ateliers où travaillent un grand nombre d'ouvriers, et où les matières dégagent des émanations plus ou moins fortes, on renouvellera l'air aussi souvent que possible par des ventilateurs, des fourneaux d'appel, et l'on purifiera ces endroits à l'aide des chlorures.

On aura soin de se vêtir chaudement, de ne rien porter sur soi de mouillé, d'éviter les alimens gras, rigides, difficiles à diriger, faciles à corrompre; de ne point sortir à jeun, et de ne commettre aucun excès. Il est utile de ne point aller dans les lieux où il y a foule.

III.

L'endroit consacré au dépôt des effets des malades ou des morts du choléra, doit être disposé de manière, 1° que tous ces objets puissent être suspendus sur des bâtons ou sur des cordes, sans être trop serrés; 2° qu'ils puissent être facilement pénétrés par le chlore, dont on doit avoir toujours une certaine quantité dans la chambre; 3° les effets, ainsi exposés à l'action du chlore pendant trois jours, seront ensuite mis à l'air pendant un temps au moins double du premier; 4° le linge et les habillemens des malades et des morts seront blanchis dans de l'eau chlorurée, sans savon; on les exposera ensuite à la vapeur du chlore; après ces purifications, ils pourront être employés; il en sera de même de tous les ustensiles; 5° le blanchissage de ces effets devra se faire dans une buanderie séparée de celle où on lave le linge.

Considérant que les individus peu sobres, habitués aux boissons, exposés au froid, qui habitent des endroits malpropres, mal aérés, pleins de monde, sont les plus sujets à la maladie, qu'une observation attentive a démontré que le choléra n'était pas contagieux, et que si l'on voyait quelquefois plusieurs individus en être atteints dans le même endroit, cela provenait de l'infection du lieu, de la corruption de l'air, de la manière de vivre et de se conduire, le comité central a reconnu qu'il ne fallait point séparer les malades, comme on le fait ordinairement pour les affections contagieuses, mais qu'il était urgent de leur porter de suite des secours; suivant les dispositions relatives au traitement de la maladie; les faits principaux ont été exposés à l'article du traitement.

Plusieurs autres arrêtés ont été encore pris par le comité central, ils ont rapport à l'historique des symptômes et aux communications qui devaient être faites par les autorités au comité, nous allons seulement donner l'extrait de celui qui fixe les attributions du commissaire de chaque quartier.

Tous les jours, ce fonctionnaire adressera au comité un rapport sur le nombre des malades de son arrondissement, ainsi conçu : 1° nom, prénoms, âge, professions; 2° logement et sa disposition; 3° endroit et heure de la maladie; 4° secours administrés; 5° époque de la maladie d'après le certificat du chirurgien; 6° soins à domicile ou transport dans un hôpital.

Ier ÉTAT

Des individus civils et militaires atteints du choléra dans la ville de Varsovie.

	CERCLES.								TOTAL.	HOPITAUX							MAISONS particulières.	TOTAL GÉNÉRAL.
										MILITAIRES,			CIVILS,					
	1.	2.	3.	4.	5.	6.	7.	8.		en ville.	hors de la ville.	TOTAL.	de la ville.	ordinaires.	des Juifs.	TOTAL.		
Malades présens le 23 avril 1831....	54	71	17	24	8	18	70	9	271	201	1293	1494	»	101	»	101	24	1890
Double emploi....	»	»	»	»	»	»	»	»	»	169	»	169	»	»	»	»	»	169
Malades guéris....	»	»	»	»	»	»	»	»	»	46	»	46	»	33	»	33	»	79
Morts............	»	»	»	»	»	»	»	»	»	548	»	548	»	28	»	28	»	576
Malades restant le 30 avril.........	»	»	»	»	»	»	»	»	»	»	»	»	»	»	»	»	»	1066

IIe ÉTAT.

	CERCLES.								TOTAL.	HOPITAUX							MAISONS particulières.	TOTAL GÉNÉRAL.
										MILITAIRES,			CIVILS,					
	1.	2.	3.	4.	5.	6.	7.	8.		en ville.	hors de la ville.	TOTAL.	de la ville.	ordinaires.	des Juifs.	TOTAL.		
Malades présens le 30 avril.........	»	»	»	»	»	»	»	»	»	»	»	»	»	»	»	»	»	1066
Malades entrés pendant 5 jours.....	33	23	18	14	6	18	53	11	176	114	627	741	»	39	»	39	17	973
Double emploi....	»	»	»	»	»	»	»	»	»	115	»	115	»	»	»	»	»	115
Malades guéris....	»	»	»	»	»	»	»	»	10	72	»	72	»	31	»	31	»	113
Morts............	»	»	»	»	»	»	»	»	»	»	»	»	»	»	»	»	»	534
Malades restant le 5 mai..........	»	»	»	»	»	»	»	»	»	»	»	»	»	»	»	»	»	1277

IIIᵉ ÉTAT.

	CERCLES.								TOTAL.	HOPITAUX							MAISONS particulières.	TOTAL GÉNÉRAL.
										MILITAIRES,			CIVILS,					
	1.	2.	3.	4.	5.	6.	7.	8.		en ville.	hors de la ville.	TOTAL.	de la ville.	ordinaires.	des Juifs.	TOTAL.		
Malades présens le 5 mai..........	»	»	»	»	»	»	»	»	»	»	»	»	»	»	»	»	»	1385
Malades entrés pendant dix jours...	3	3	16	5	»	1	5	3	36	24	248	272	37	6	108	151	5	464
Double emploi....	»	»	»	»	»	»	»	»	6	»	»	»	»	»	»	»	»	6
Malades guéris....	»	»	»	»	»	»	»	»	65	29	303	332	2	»	10	12	4	413
Morts............	»	»	»	»	»	»	»	»	1	22	76	98	21	6	54	81	1	131
Malades restant le 15 mai.........	»	»	»	»	»	»	»	»	66	106	1013	1119	14	4	44	62	2	1249

Première remarque.— Ce nombre serait beaucoup moins considérable s'il n'était augmenté par les Juifs, qu'on n'a pas portés sur les états depuis le commencement de la maladie jusqu'à ce jour.

Deuxième remarque.— Parmi les 1013 malades qui sont au camp, il y a déjà 587 convalescens.

IVᵉ ÉTAT.

	CERCLES.								TOTAL.	HOPITAUX.							MAISONS particulières.	TOTAL GÉNÉRAL.
										MILITAIRES,			CIVILS,					
	1.	2.	3.	4.	5.	6.	7.	8.		en ville.	hors de la ville.	TOTAL.	de la ville.	ordinaires.	des Juifs.	TOTAL.		
Malades présens le 15 mai.........	»	»	»	»	»	»	»	»	66	106	1013	1119	14	4	44	62	2	1249
Malades entrés du 15 au 20 mai....	»	1	12	11	»	3	1	3	31	5	56	61	10	6	11	27	»	119
Double emploi.....	»	»	»	»	»	»	»	»	16	»	»	»	»	»	»	»	»	16
Malades guéris....	»	»	»	»	»	»	»	»	26	30	138	168	2	4	20	26	2	222
Morts..........	»	»	»	»	»	»	»	»	1	23	27	50	13	4	5	22	»	73
Malades restant le 20 mai.......	»	»	»	»	»	»	»	»	54	58	904	962	9	2	39	41	»	1057

Première remarque.— Parmi les 904 malades qui sont au camp, le comité n'y a trouvé qu'un seul individu attaqué par le choléra; tous les autres sont ou convalescens ou atteints de phthisie pulmonaire, ou de fièvre de différente nature.

Deuxième remarque.— Parmi les 30 Juifs malades du choléra, 15 sont revenus à la santé; d'où il résulte qu'il n'y a pas plus de 150 cholériques dans la ville.

V° ÉTAT.

	CERCLES.								TOTAL.	HOPITAUX.							MAISONS particulières.	TOTAL GÉNÉRAL.
										MILITAIRES,			CIVILS,					
	1.	2.	3.	4.	5.	6.	7.	8.		en ville.	hors de la ville.	TOTAL.	de la ville.	ordinaires.	des Juifs.	TOTAL.		
Malades présens le 20 mai.........	»	»	»	»	»	»	»	»	54	53	»	53	9	2	30	41	»	148
Malades entrés les 21, 22, 23, 24 et 25	2	8	6	»	»	1	4	1	22	5	»	5	10	»	»	10	»	37
Double emploi....	»	2	3	»	»	»	»	»	5	»	»	»	»	»	»	»	»	5
Malades guéris....	»	»	»	»	»	»	»	»	43	11	»	11	3	1	»	4	»	58
Morts............	»	»	»	»	»	»	»	»	1	5	»	5	10	1	»	11	»	17
Malades restant le 25 mai.........	»	»	»	»	»	»	»	»	27	42	»	42	6	»	30	36	»	105

VIe ÉTAT.

	CERCLES.								TOTAL.	HOPITAUX MILITAIRES,			HOPITAUX CIVILS,				MAISONS particulières.	TOTAL GÉNÉRAL.
	1.	2.	3.	4.	5.	6.	7.	8.		en ville.	hors de la ville.	TOTAL.	de la ville.	ordinaires.	des Juifs.	TOTAL.		
Malades présens le 25 mai........	4	8	5	6	»	»	»	4	27	42	»	42	6	»	30	36	»	105
Malades entrés le 26 et le 27........	1	3	5	1	»	»	»	1	11	»	»	»	10	»	»	»	»	21
Double emploi....	»	»	»	»	»	»	»	»	5	»	»	»	»	»	»	»	»	5
Malades guéris....	»	»	»	»	»	»	»	»	22	42	»	42	2	»	»	2	»	66
Morts............	»	»	»	»	»	»	»	»	1	»	»	»	3	»	»	»	»	4
Malades restant le 27 mai........	»	»	»	»	»	»	»	»	10	»	»	»	11	»	30	»	»	51

Remarque. — Dans les hôpitaux militaires, ainsi que dans les hôpitaux civils, il n'y a presque plus de cholériques ; le nombre même des malades à l'hôpital des Juifs doit être beaucoup diminué, l'administration, depuis une semaine, n'ayant fait aucun rapport sur cet hôpital.

VIIe ÉTAT.

	CERCLES.								TOTAL	HOPITAUX								MAISONS particulières.	TOTAL GÉNÉRAL.
										MILITAIRES,			CIVILS,						
	1.	2.	3.	4.	5.	6.	7.	8.		en ville.	hors de la ville.	TOTAL.	de la ville.	ordinaires.	des Juifs.	TOTAL.			
Malades présens le 27 mai.........	»	»	»	»	»	»	»	»	10	»	»	»	11	»	30	41		»	51
Malades entrés du 28 au 29........	1	»	»	»	»	1	»	7	9	»	»	»	15	»	14	29		1	39
Double emploi....	»	»	»	»	»	»	»	»	6	»	»	»	2	»	»	2		»	8
Malades guéris....	»	»	»	»	»	»	»	»	4	»	»	»	1	»	17	18		»	22
Morts............	»	»	»	»	»	»	»	»	1	»	»	»	6	»	9	15		»	17
Malades restant le 29 mai.........	»	»	»	»	»	»	»	»	8	»	»	»	17	»	18	25		»	33

Remarque. — Le nombre des entrans a augmenté depuis l'affaire d'Ostrolenka ; dans l'espace de deux jours, 39 individus ont été admis, 17 sont morts. Parmi les nouveaux malades, on compte 14 juifs.

VIIIe ÉTAT.

	CERCLES.								TOTAL.	HOPITAUX MILITAIRES,			HOPITAUX CIVILS,				MAISONS particulières.	TOTAL GÉNÉRAL.
	1.	2.	3.	4.	5.	6.	7.	8.		en ville.	hors de la ville.	TOTAL.	de la ville.	ordinaires.	des Juifs.	TOTAL.		
Malades présens le 29 mai.........	»	»	»	»	»	»	»	»	8	»	»	»	17	»	18	35	»	43
Malades entrés du 30 au 31........	»	»	8	1	»	1	»	»	10	27	»	27	8	»	»	8	1	46
Double emploi....	»	»	»	»	»	»	»	»	8	»	»	»	»	»	»	»	»	8
Malades guéris....	»	»	»	»	»	»	»	»	1	»	»	»	1	»	»	1	»	2
Morts............	»	»	»	»	»	»	»	»	2	3	»	3	7	»	»	7	»	12
Malades restant le 31 mai.........	»	»	»	»	»	»	»	»	7	24	»	24	17	»	18	35	1	67

Remarque.— Dans l'espace de deux jours on a reçu 46 individus ; douze sont morts dans le même espace de temps.

IXe ÉTAT.

	CERCLES.								TOTAL.	HOPITAUX MILITAIRES,			HOPITAUX CIVILS,				MAISONS particulières.	TOTAL GÉNÉRAL.
	1.	2.	3.	4.	5.	6.	7.	8.		en ville.	hors de la ville.	TOTAL.	de la ville.	ordinaires.	des Juifs.	TOTAL.		
Malades présens le 31 mai.	»	»	»	»	»	»	»	»	7	24	»	24	17	»	18	35	1	67
Malades entrés les 1er, 2, 3, 4 et 5 juin.	2	7	12	3	»	2	»	»	26	23	»	23	19	»	11	30	1	80
Double emploi.	»	»	»	»	»	»	»	»	19	»	»	»	»	»	»	»	»	19
Malades guéris.	»	»	»	»	»	»	»	»	10	8	»	8	8	»	7	15	1	34
Morts.	»	»	»	»	»	»	»	»	3	17	»	17	9	»	8	17	1	38
Malades restant le 5 juin.	»	»	»	»	»	»	»	»	1	22	»	22	19	»	14	33	»	56

Xe ÉTAT.

	CERCLES.								TOTAL.	HOPITAUX MILITAIRES,			HOPITAUX CIVILS,				MAISONS particulières.	TOTAL GÉNÉRAL.
	1.	2.	3.	4.	5.	6.	7.	8.		en ville.	hors de la ville.	TOTAL.	de la ville.	ordinaires.	des Juifs.	TOTAL.		
Malades présens le 5 juin..........	»	»	»	»	»	»	»	»	1	22	»	22	19	»	14	33	»	56
Malades entrés les 6, 7, 8, 9 et 10...	3	6	4	4	»	2	3	»	22	»	»	»	17	»	»	17	2	41
Double emploi....	»	»	»	»	»	»	»	»	8	»	»	»	»	»	»	»	»	8
Malades guéris....	»	»	»	»	»	»	»	»	5	8	»	8	8	»	»	8	1	22
Morts............	»	»	»	»	»	»	»	»	4	3	»	3	9	»	»	9	1	17
Malades restant le 10 juin.........	»	»	»	»	»	»	»	»	6	11	»	11	19	»	14	33	»	50

XIe ÉTAT.

	CERCLES.								TOTAL.	HOPITAUX. MILITAIRES,			HOPITAUX. CIVILS,				MAISONS particulières.	TOTAL GÉNÉRAL.
	1.	2.	3.	4.	5.	6.	7.	8.		en ville.	ors de la ville.	TOTAL.	de la ville.	ordinaires.	des Juifs.	TOTAL.		
Malades présens le 10 juin.........	»	»	»	»	»	»	»	»	6	11	»	11	19	»	14	33	»	50
Malades entrés les 11, 12, 13, 14 et 15.	11	6	7	3	3	2	»	1	33	13	»	13	16	»	»	16	3	65
Double emploi.....	»	»	»	»	»	»	»	»	16	»	»	»	»	»	»	»	»	16
Malades guéris....	»	»	»	»	»	»	»	»	2	6	»	6	10	»	»	10	1	19
Morts..........	»	»	»	»	»	»	»	»	4	2	»	2	4	»	»	4	2	12
Malades restant le 15 juin.......	»	»	»	»	»	»	»	»	17	16	»	16	21	»	14	35	»	68

XIIe ÉTAT.

	CERCLES.								TOTAL.	HOPITAUX							MAISONS particulières.	TOTAL GÉNÉRAL.
										MILITAIRES,			CIVILS,					
	1.	2.	3.	4.	5.	6.	7.	8.		en ville.	hors de la ville.	TOTAL.	de la ville.	ordinaires.	des Juifs.	TOTAL.		
Malades présens le 15 juin.........	»	»	»	»	»	»	»	»	16	12	»	12	21	»	14	35	»	63
Malad. entrés les 15, 16, 17, 18, 19 et 20.	13	5	3	4	1	1	1	»	28	»	»	»	14	»	16	30	5	63
Double emploi....	»	»	»	»	»	»	»	»	14	»	»	»	»	»	»	»	»	14
Malades guéris....	»	»	»	»	»	»	»	»	11	9	»	9	10	»	7	17	2	39
Morts............	»	»	»	»	»	»	»	»	3	»	»	»	6	»	2	8	3	14
Malades restant le 20 juin.........	»	»	»	»	»	»	»	»	16	3	»	3	19	»	21	40	»	59

XIIIe ÉTAT.

	CERCLES.								TOTAL.	HOPITAUX MILITAIRES,			HOPITAUX CIVILS,				MAISONS particulières.	TOTAL GÉNÉRAL.
	1.	2.	3.	4.	5.	6.	7.	8.		en ville.	hors de la ville.	TOTAL.	de la ville.	ordinaires.	des Juifs.	TOTAL.		
Malades présens le 20 juin.........	»	»	»	»	»	»	»	»	17	7	»	7	19	»	21	40	»	64
Malades entrés les 21, 22, 23, 24 et 25.	3	3	12	7	»	3	3	»	31	1	»	1	27	»	15	42	»	74
Double emploi....	»	»	»	»	»	»	»	»	27	»	»	»	»	»	»	»	»	27
Malades *guéris*....	»	»	»	»	»	»	»	»	6	»	»	»	4	»	8	12	»	18
Morts............	»	»	»	»	»	»	»	»	1	»	»	»	9	»	6	15	»	17
Malades restant le 25 juin.........	»	»	»	»	»	»	»	»	14	»	»	»	33	»	22	55	»	76

RÉCAPITULATION.

3.912 individus tombés malades du choléra dans la ville de Varsovie, depuis le 23 avril jusqu'au 25 juin : SAVOIR :

Militaires ou individus faisant partie de l'armée.	2,637
Personnes de la ville tombées malades dans les différens cercles, et traitées dans les hôpitaux.	706
Individus atteints du choléra dans les hôpitaux civils. .	335
Individus de la classe aisée traités dans leurs maisons. .	59
Juifs transportés dans leur hôpital.	175
TOTAL.	3,912

Sur ces 3.912 personnes, 1.462 ont succombé, 1.107 ont guéri, et 1,343 étaient en traitement le 25 juin.

La ville de Varsovie est divisée en huit cercles ; le cinquième est presqu'entièrement habité par les gens riches, et se trouve dans une position salubre ; le premier et le deuxième font partie de l'ancienne ville ; le huitième est peu habité. Voici le chiffre des malades dans ces divers quartiers :

1er	2e	3e	4e	5e	6e	7e	8e
126 malades.	136.	120.	77.	18.	53.	140.	36.

La population de Varsovie était d'environ 80,000 habitans pendant la guerre.

FIN.

TABLE DES MATIÈRES.

FIN DE LA TABLE.

ERRATA.

Page 58, lig. 5. céphalagie, *lisez* céphalalgie.

Page 61, lig. 24, elle, *lisez* elles.

Page 70, lig. 14, les membres, *lisez* les membranes.

Page 75, lig. 7, point de coagulum, *lisez* point de serum.

Page 83, lig. 15, propagatoire, *lisez* de propagation.

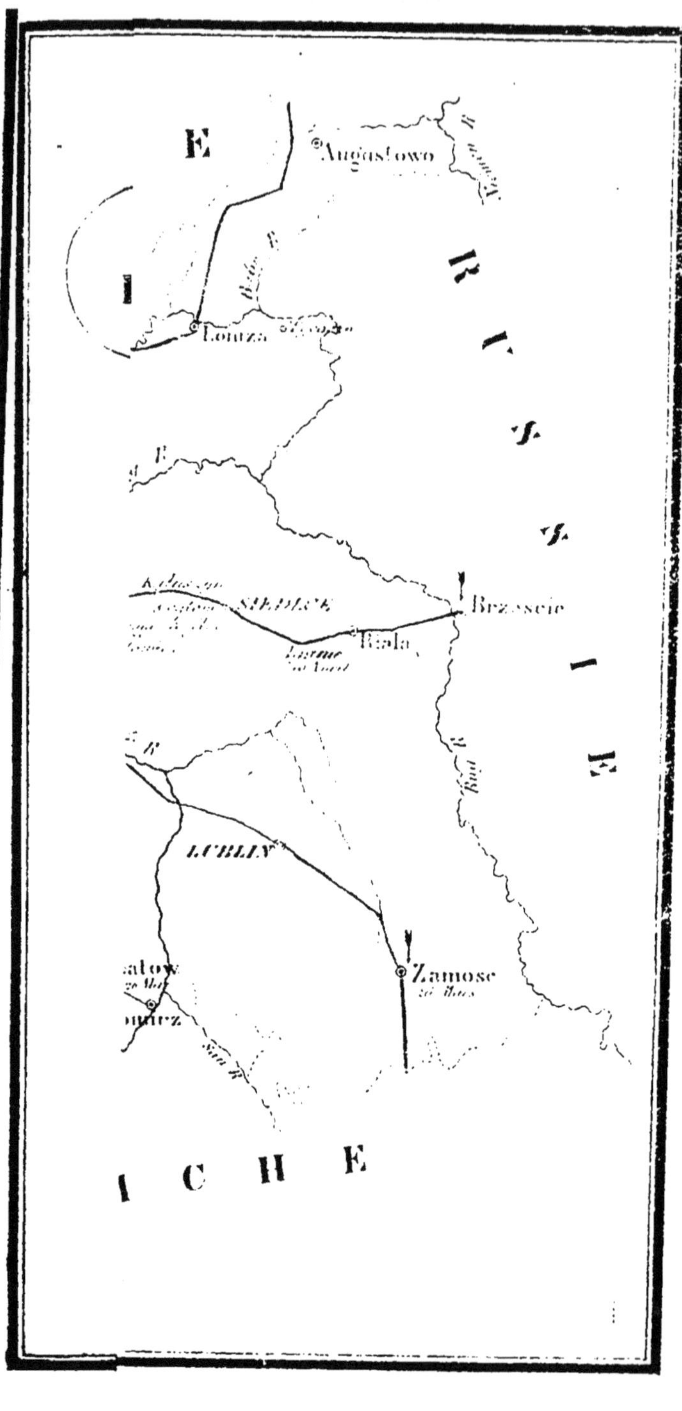
E
I
Augustowo
Lomza
R U S S I E
SIEDLCE
Biala
Brzescie
LUBLIN
Zamosc
I C H E

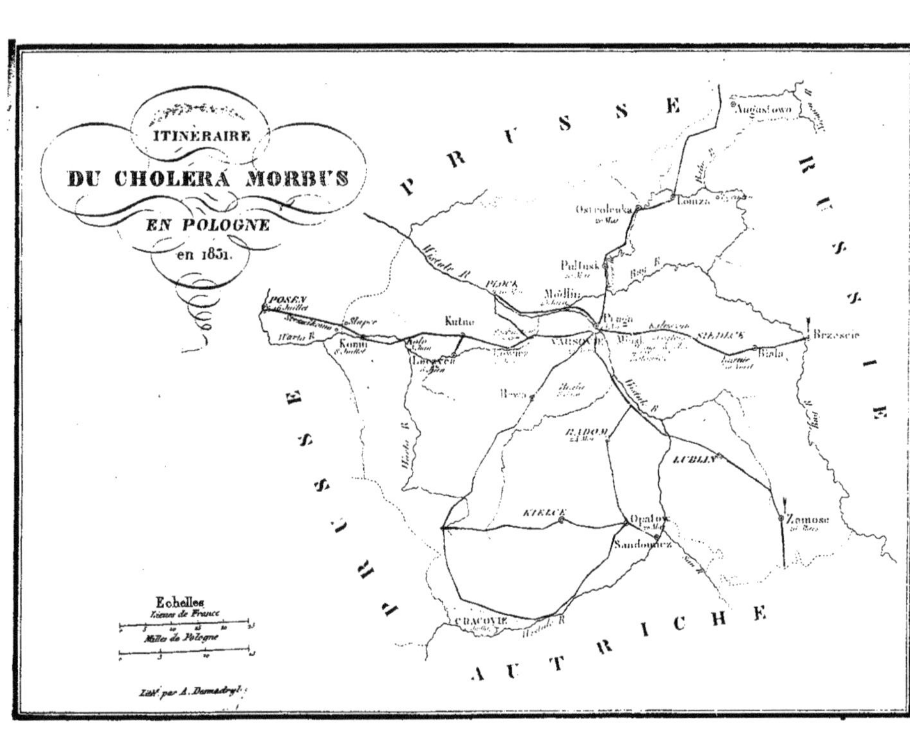
ITINÉRAIRE
DU CHOLERA MORBUS
EN POLOGNE
en 1831.
PRUSSE
RUSSIE
AUTRICHE
PRUSSE
Augustowo
Ostrolenka
Lomza
Pultusk
Modlin
PLOCK
POSEN
Kutno
Konin
Warta R.
Praga
VARSOVIE
SIEDLCE
Brzescie
Biala
RADOM
LUBLIN
KIELCE
Opatow
Sandomirz
Zamosc
CRACOVIE
Wistule R.
Echelles
Lieues de France
Milles de Pologne

www.ingramcontent.com/pod-product-compliance
Ingram Content Group UK Ltd.
Pitfield, Milton Keynes, MK11 3LW, UK
UKHW020131220726
13923UKWH00001B/101

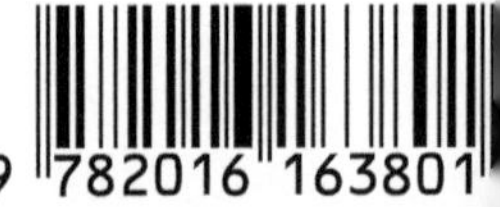